常见骨伤病损防治
（基层简明版）

主　　审　韦贵康　韦　坚

名誉主编　蒙天斌

主　　编　胡曙光

副主编　韩　杰　黄立飞　郭芫沅

中国科学技术出版社
·北京·

图书在版编目（CIP）数据

常见骨伤病损防治：基层简明版 / 胡曙光主编 . — 北京：中国科学技术出版社，2024.3

ISBN 978–7–5236–0479–3

Ⅰ . ①常… Ⅱ . ①胡… Ⅲ . ①骨损伤－防治 Ⅳ . ① R683

中国国家版本馆 CIP 数据核字 (2024) 第 039814 号

策划编辑	韩　翔　于　雷	
责任编辑	于　雷	
文字编辑	靳　羽	
装帧设计	佳木水轩	
责任印制	李晓霖	

出　　版	中国科学技术出版社	
发　　行	中国科学技术出版社有限公司发行部	
地　　址	北京市海淀区中关村南大街 16 号	
邮　　编	100081	
发行电话	010-62173865	
传　　真	010-62179148	
网　　址	http://www.cspbooks.com.cn	

开　　本	710mm×1000mm　　1/16	
字　　数	178 千字	
印　　张	11	
版　　次	2024 年 3 月第 1 版	
印　　次	2024 年 3 月第 1 次印刷	
印　　刷	北京盛通印刷股份有限公司	
书　　号	ISBN 978-7-5236-0479-3/R・3162	
定　　价	48.00 元	

编著者名单

组织编写　广西中医药大学附属瑞康医院
　　　　　南宁市宾阳县中医医院
主　　审　韦贵康　韦　坚
名誉主编　蒙天斌
主　　编　胡曙光
副主编　韩　杰　黄立飞　郭芫沅
编　　者　（以姓氏笔画为序）
　　　　　韦　伟　韦海碧　韦燕华　刘　昊　刘志夫
　　　　　江家琪　李宗霖　张其果　陈昌凤　卓　升
　　　　　尚昱志　周艳西　赵忠强　胡曙光　侯小琴
　　　　　徐志为　郭芫沅　黄　勇　黄立飞　黄沛武
　　　　　黄启镇　韩　杰　磨义广
学术秘书　尚昱志

内容提要

我国农村人口占全国总人口的 40% 以上，虽然在城镇化过程中我国农村人口在逐步减少，但由于边远山区或基层农村的环境、气候、居住人群、居住条件及其生活工作方式与城镇不尽相同，探讨新时期农村基层常见骨伤病损防治，已成为我国大健康建设的重要课题之一。本书在国医大师韦贵康教授的倡议与指导下完成，对农村基层常见骨伤病损防治具有一定的临床参考价值和现实意义。

全书分上、下两篇。上篇主要介绍了农村基层常见骨伤病损概述及其临床表现、检查诊断、急救与治疗；下篇则主要介绍了颈部、胸椎、腰骶椎、四肢等常见病损的发病规律和防治方法，涉及各类骨伤病损及相关病种近 50 个。书中还配有相关手法操作演示图，力求深入浅出，易学易用。

本书语言精练，图文并茂，可供农村基层卫生院、诊所等相关科室的临床医生学习参考。

主编简介

  胡曙光，主任医师，南宁市宾阳县中医医院骨伤科主任，世界手法医学联合会常务理事，广西中西医结合学会脊柱脊髓外科分会第一届委员。毕业于广西中医药大学中医骨伤专业，后师从国医大师韦贵康教授，从事骨伤临床研究工作近 30 年，具有丰富的骨伤科理论知识及临床经验。

韦　序

　　我国在城镇化过程中农村人口逐步减少，但基层农村和边远山区由于环境、气候、条件及其生活工作方式与城镇不尽相同，他们的疾病谱，特别是骨伤病损与城镇也不尽相同。因此，探讨新时期农村常见骨伤病损特点与防治成为我们必须要重视的现实问题。

　　近些年，我因工作需要，常到农村考察、义诊、讲座，见到或听到基层医生及农民反映，由于基层专业医生欠缺，相应设备不足，不少农村骨伤患者得不到及时有效的诊治，转送到县级以上医院又有诸多不便，以致不少患者留有后遗症，甚至造成残疾，严重影响生活与工作。

　　鉴于此，我建议编写一部简明实用的，面向农村基层、边远山区，特别是乡镇卫生院与诊所医生的参考书，定名为《常见骨伤病损防治（基层简明版）》。这一建议得到广西中医药大学附属瑞康医院与南宁市宾阳县中医医院的大力支持，并派出专业骨干医生参与其中。很荣幸能够与大家一起，在调查研究的基础上，共同参与本书的编写工作。

国医大师　韦贵康

前　言

当前，我国已进入老龄化社会，截至 2020 年，我国 60 岁以上人口已达到 2.48 亿，占总人口的 17.17%，且数据持续上升。在医学界，老年患者的养生康复和疾病诊疗问题日益突出。老年骨伤疾病，包括骨质疏松性骨折（髋部骨折、胸腰椎压缩性骨折、肩部和腕部骨折）、腰腿痛、关节痛、慢性非感染性炎症疼痛是骨伤科的常见病和多发病。老年病交织着身体功能衰老退化、抵抗力明显下降、基础疾病沉杂、诊疗措施繁缛、病程进展迅速、治疗风险巨大等不同特点。

对于骨伤疾病，中医学以天人合一、整体观为基础，以阴阳五行、气血经络等为基本理论，通过平衡阴阳、扶正祛邪等手段，运用中药"君、臣、佐、使"的组方理论，结合手法、手术等内治外治的方法，进行骨伤疾病的诊治和人体的养生防病，体现了宏观调理的思路。注重中西医结合，提倡中西医并重，才能更好地提高临床疗效，为广大老年骨伤患者服务。

本书是笔者近 30 年骨伤科专业学习、临床、科研的积累，内容通俗易懂，针对农村骨伤疾病特点，临床与实际相结合，总结和传承了处理农村骨伤疾病的基本理论、技能、方法，从传统医学（中医学）、现代医学（西医学）两种医学体系角度。进行了相应整合，紧扣时代脉搏，突出农村骨伤疾病患者基础疾病的干预、整体调理、营养药膳、快速康复、融入社会的整体方案和目标。

本书在编写过程中得到了全国著名骨伤名家国医大师韦贵康教授及其团队的指导及大力支持，在此表示衷心的感谢！

本书是编著者充分结合当前骨伤临床实践和前沿理论成果，深入思考农村骨伤疾病特点及中西医结合的方法与路径后总结形成的，希望有助于中西医结合农村骨伤科疾病的临床治疗和研究。由于疾病种类繁多，加之患者存在个体差异，书中所述可能存在一些偏颇或不足之处，敬请大家批评指正！

编　者

目　录

上篇　总　论

下篇　各　论

上篇 总 论

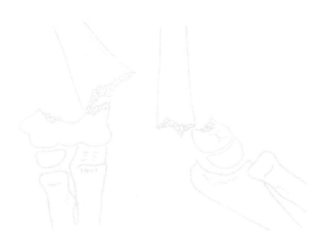

第 1 章
农村基层常见骨伤病损概述

一、中国农村人口变化与发病特点

2019 年底中国城镇化率为 60.06%，农村人口为 5.5 亿，城镇化速度为 1.04%。按照 2020—2030 年 1%、2030—2040 年 0.6%、2040—2050 年 0.3% 的平均速度，到 2050 年中国城市化率将达到 79.06%。如果考虑农村常住人口老龄化严重，以及偏远地区的城市化进程会更加彻底，2050 年农村人口可能会更少，预估只有 2.5 亿。

农村居民排名前十的死因有恶性肿瘤、脑血管疾病、呼吸系统疾病、心脏病、损伤及中毒、消化系统疾病、内分泌营养和代谢性疾病、泌尿生殖系统疾病、神经系统疾病、传染病。骨伤病损为农村常见病、多发病。

随着人口老龄化的发展和人类期望寿命的延长，老年人的健康和生活质量问题越来越受到社会关注，其中老年人的公共卫生问题占据重要地位。世界卫生组织已经将伤害、传染性疾病和非传染性疾病列为当今社会面临的三大公共卫生问题。在我国，伤害已上升至疾病谱第 5 位，是我国人口伤残、失能和死亡的重要原因之一。

二、农村骨伤病的常见病因

骨伤病的病因系指引起骨伤病的发病因素，因其比较复杂，医学界对此论述颇多，对骨伤病病因的分类也有所不同，但归纳起来亦不外外因和内因两大类。

（一）外因

外因，指从外界作用于人体引起骨伤病的因素，主要指外力伤害，与外感六淫之邪有密切关系。

1. 外力伤害　外力伤害是指外界暴力所致的损伤，如跌仆、坠落、撞击、闪挫、扭捩或压轧等。外力的性质不同，一般可分为直接暴力、间接暴力和持续劳损 3 种。

(1) 直接暴力：指直接作用于人体而引起骨伤病损伤的暴力，如棍棒打击、撞压碾轧等，多引起骨伤病的挫伤。

(2) 间接暴力：指远离作用部位，因传导而引起骨伤病损伤的暴力，如肌肉急骤、强烈而不协调地收缩和牵拉，造成肌肉、肌腱、韧带的撕裂或断裂，多引起骨伤病的扭伤。

(3) 持续劳损：指反复、长期地作用于人体某一部位，多为较小的外力作用所致，为引起慢性原发性骨伤病的病因之一。如长期弯腰工作而致的腰肌劳损、反复伸腕用力而致的网球肘等，属于这一类骨伤病。久行、久坐、久卧、久立、负重，或长期以不正确姿势劳动、工作，或不良生活习惯等，而使人体某一部位长时间过度用力造成骨伤病。

2. 风寒湿邪侵袭　外感六淫邪气与骨伤病关系密切，如损伤后受风寒湿邪侵袭，可使急性骨伤病缠绵难愈或使慢性骨伤病症状加剧；感受风寒湿邪还可致落枕等。风寒湿邪侵袭是骨伤病中比较常见的病因，故在辨证论治中应特别注意这一特点。许多南方人羡慕北方人抗冻，但北方人并非抗寒能力高，如果不注意保暖，身体也会受寒气侵袭，尤其是膝关节。

据统计，骨关节炎在我国的发病率为 13%，黑龙江更是高发区，女性一般在 40 岁发病，60 岁以上女性的发病率超过 50%，常见的有骨性关节炎、风湿性关节炎、急性滑膜炎等。一些年轻人为了修身、显腿瘦，穿衣不够保暖，尤其经常苛待腿部，甚至冬天连秋裤都不穿，膝关节受影响最大。下雪后道路结冰湿滑，人们走路一扭一扭的，此时膝关节承受的扭性应力较大，韧带、半月板等磨损严重，反复如此可能造成创伤性滑膜炎症、增生、渗出。

3. 饮食特点　我国酿酒历史悠久，许多人在喝酒时也绝不含糊，甚至有这样一种说法"敬酒前先喝三杯"。表面上看，是表达了敬意、加深了感情，但会让身体受到伤害，尤其是股骨头。

吉林、辽宁、黑龙江、山东、河南等地喝酒的人比较多，酒精度数也高，这些地区也是股骨头坏死的高发地区。股骨头坏死有年轻化趋势，二三十岁的患者越来越多。长期饮酒会使血脂升高，血液黏稠度增加，血流变慢。血脂增高后，其中某些成分刺激血管，发生炎症反应，导致缺血性损害。股骨头所处解剖部位很特殊，是一个盲端，供血本来就"先天不足"，在高血脂的作用下更容易出现缺血。长期饮酒还可能导致骨质疏松，股骨头的负重又大，可能导致塌陷、坏死。连续饮酒 10 年以上，每天超过半斤的人群极易患上股骨头坏死，约占住院病例的 1/3。

（二）内因

内因是指受人体内部因素影响而致骨伤病的因素。无论是急性损伤还是慢性劳损，都与外力作用因素有着密切关系，一般都有相应的各种内在因素和对应的发病规律，因此不能忽视机体内在因素对疾病的影响，必须注意内因在发病学上的重要作用。骨伤病常与年龄、体质、局部解剖结构等内在因素有十分密切的关系，与从事的职业有直接联系。下面我们从年龄、体质、局部解剖结构和职业 4 个方面来说明内在因素对骨伤病的影响。

1. 年龄　年龄不同，骨伤病的好发部位和发生率也不一样。由于年龄的差异，气血、脏腑的盛衰，动静各别，骨伤病不一。如小儿气血未盛，骨发育不全，多易发生扭伤、错缝、桡骨头半脱位或先天性髋关节脱位等；青壮年活动能力强，肌肉的撕裂、断裂伤较为常见；老年人气虚血衰，少动而好静，则劳损、关节、骨伤病膜、肌肉粘连或活动功能障碍的疾病较为多见，故有"年过半百，骨伤病骨自痛"之说，如肩周炎、颈椎病、腰肌劳损等在老年人中的发病率较高。

2. 体质　体质的强弱与骨伤病的发生有密切关系。先天禀赋不同，可以形成个体差异。先天禀赋不足或后天失养、气血虚弱、肝气虚损者，体质较弱，举动无力，稍过劳累即感肌骨酸痛，易发劳损。先天充盛，又善摄养，经常参加体育锻炼者，气血充沛，体力健壮，则不易损伤，即使遇有损伤，一般恢复也较快。

3. 解剖结构　局部解剖结构对骨伤病的影响表现在两个方面。一是解剖结构的正常与否对骨伤病的影响，解剖结构正常，承受外力的能力就强，也就不易造成骨伤病；反之，解剖结构异常，承受外力的能力相应减弱，容易发生骨伤病。如腰骶部有先天性畸形，这种局部解剖结构的先天异常就容易造成腰部损伤。二是局部解剖结构本身的强弱对骨伤病的影响，人体解剖结构有强弱之分，有些部位的解剖结构较强，不易造成损伤，有些部位的解剖结构较弱，容易损伤。如髋关节的骨质结构和周围韧带等组织都较强大，若不是较强大的暴力不易造成髋关节部位的骨伤病。而肩关节是全身活动范围最大的关节，关节盂浅而窄，关节周围韧带也较薄弱，故损伤的机会也较其他部位多。位于多动关节骨突或骨沟内的肌腱和腱鞘，常容易发生肌腱炎或腱鞘炎。

4. 职业　职业特点虽然不属于人体本身的内在因素，但对机体的影响及与骨伤病的关系都比较密切。所处的工作环境和工作性质不同，常见的骨伤病疾病也不同。农民在劳动过程中常造成一些损伤，如插秧引起的桡侧腕伸肌腱鞘炎，收割引起的腰肌劳损，挑担引起的胸肋内伤，耘苗引起的膝关节慢性损伤性滑膜炎等。插秧是抢时间、争季节、强度大的劳动，多由女青年承担，常引起腕关节背侧肿胀疼痛，江南一带的农村称其为插秧疯，多为桡侧腕伸肌腱鞘炎，好发于年轻女性的右腕。而在山区山多坡多，长期爬坡过坎，踝关节很容易受伤，足踝病为多发病，以足踝关节炎、踇外翻、平足等最常见。因此，从某种意义上讲，职业也可说是骨伤病的一种致病因素。

（三）内因与外因的关系

骨伤病的病因比较复杂，但归纳起来不外内因和外因两大类，其中外力伤害和慢性劳损为主要的致病因素。不同的外因可以引起不同的骨伤病，但由于内因的影响，在同一外因情况下，骨伤病的种类、性质和程度也可有所不同。骨伤病的发生，外因虽然重要，但亦不能忽视内在因素。必须正确处理外因和内因的关系，通过分析疾病的症状、体征来推理病因，从而提供治疗根据，即做到"辨证求因""审因论治"。

了解农村老年人因意外伤害住院病例的流行病学特征，为意外伤害的预防和控制提供依据。农村老年人意外伤害住院病例的主要受伤原因为跌倒和交通伤，家庭住所和道路是最常发生意外伤害的地点，下肢为最易受伤的部位，骨折和颅脑损伤为主要损伤。

第 2 章
常见骨伤病损的临床表现与检查诊断

一、临床表现

（一）病史

病史是骨伤科辨证的非常重要的环节，通过问诊的形式按照诊断的一般原则收集年龄、职业、工种等一般情况及以往病史的内容外，还需结合骨伤科的特点重点询问以下几个方面。

1. 主诉 主诉应简明扼要，问患者主要症状及发病时间。主诉是促使患者前来就医的原因，可以提示病变的性质。骨伤科患者的主诉主要有疼痛、畸形（包括错位、挛缩、肿物）、运动功能障碍 3 个方面。

2. 伤势 问受伤部位，受伤经过，受伤后是否晕厥，晕厥持续的时间，以及醒后再昏迷和急救治疗的措施等。

3. 受伤的时间 问损伤发生时间的长短。突然受伤，为急性；逐渐形成，常属慢性劳损。

4. 受伤的原因和体位 如跌仆、闪挫、扭捩、堕坠等，询问暴力的性质、方向、强度，以及暴力持续作用的时间，损伤时患者所处的体位、情绪等。如受伤时正在弯腰劳动则损伤易发生在腰部；受伤时正在高空作业，忽然由高处坠落，足跟着地，则损伤可能发生在足跟、下肢、脊柱或颅脑等。

5. 伤处 问损伤发生的部位和局部症状，包括创口情况、污染情况、出血量及活动对伤处产生的影响等。

6. 疼痛 详细询问疼痛的部位、时间、性质、范围等。疼痛是持续性或是间歇性，疼痛的范围是在扩大、缩小或是局限固定不移，有无游走痛，有无放射痛，放射到何处；各种不同的动作（负重、咳嗽、喷嚏等）对疼痛有无影响，与气候变化有无关系；休息及白昼、黑夜时疼痛程度有无改变等。

7. 肢体功能 　如有功能障碍，应问发生的时间。一般骨折、脱位者，活动功能多立即丧失；伤筋者活动受限，且随着肿胀而逐步加重。

8. 既往史 　既往的健康状况与现在的疾病常有密切关系，应详细询问有无结核史、外伤史、血液病史、肿瘤病史等。

9. 家庭及个人生活史 　问家庭成员或经常接触的人有无慢性传染性疾病，如结核等疾病。个人生活史方面应询问患者所从事的职业或工种年限、工作条件，以及个人嗜好等。对女性患者要询问月经、妊娠、哺乳史等。

10. 医治经过及其他 　询问当时的诊断、治疗经过和效果，以及目前存在的问题，以便全面掌握病情变化，分析已做过的处理是否妥当，从而决定应当采取何种治疗措施。

（二）症状及体征

1. 疼痛

（1）部位：与望诊结合，详细询问疼痛的部位。

（2）时间：疼痛是持续性还是间歇性。

（3）范围：疼痛的范围是在扩大、缩小或是局限固定不移，多发还是游走，有无放射痛（或反射痛），放射（或反射）到何处。

（4）性质：剧痛、胀痛、酸痛、刺痛，或是麻木。

（5）特点：疼痛是加重或是减轻，加重或减轻与何因素有关。

（6）例外：损伤部位与疼痛部位不一致，或疼痛不敏感者。

2. 肢体功能 　肢体功能分为运动功能和负重功能。如有功能障碍，要详细了解是损伤后立即发生的，还是过了一段时间以后才发生的。一般骨折、脱位者，运动功能多立即丧失；软组织损伤者大多是过一段时间后运动功能受限，且随着肿胀而逐步加重。

3. 创口 　导致创口的原因，创口形成时间，受伤环境，有无突出于伤口而被还纳的情况，有无进入伤口而被取出的情况，出血情况，处理经过，是否使用过破伤风抗毒素。

4. 畸形 　畸形发生的时间和演变过程，外伤后可立即出现肢体畸形，亦可经过几年后出现（迟发畸形）。若无外伤，可考虑先天性畸形、发育性畸形或其他骨病。

5. 移位　两骨折段的轴线交叉成角，称为成角移位。以角顶的方向作为描述依据。常见的有向前成角、向后成角、向内成角、向外成角。

骨折端移向侧方，称为侧方移位。四肢按骨折的远段、脊柱按上段，作为描述移位方向的依据。常见的有向桡侧移位、向尺侧移位、向前移位、向后移位、向内移位、向外移位。

骨折段互相重叠或嵌插，称为缩短移位，也称短缩移位，肢体的长度因而缩短。

两骨折端互相分离，导致肢体的长度增加，称为分离移位。

骨折段围绕骨的纵轴而旋转，称为旋转移位。以旋转的方向作为描述依据。常见的有外旋移位、内旋移位。

6. 肿胀　肿胀出现的时间、部位、程度、范围；损伤性疾病多是先痛后肿；感染性疾病常是先肿后痛，可有局部发热；若有肿胀、包块，应了解其是否不断增大及增长的速度。

二、查体与辅助检查

（一）望诊

对骨伤科患者进行诊治时，应通过望诊来进行全面观察。伤科的望诊，除了对全身的神色、形态、舌象及分泌物等作全面观察检查外，对损伤局部及其邻近部位也必须特别认真察看。《伤科补要》明确指出："凡视重伤，先解开衣服，遍观伤之重轻。"要求暴露足够的范围，一般采用与健肢对比观察，做功能活动的动态观察。通过望全身、望损伤局部、望舌质苔色等，初步确定损伤的部位、性质和轻重。

1. 望全身

(1) 望神色：察看神态色泽的变化。临床上根据患者的精神和色泽来判断损伤轻重和病情缓急。精神爽朗、面色清润者，正气未伤；若面容憔悴、神情萎顿、色泽晦暗，则正气已伤，是病情较重的表现。对重伤患者要观察其神志是否清醒。若神志昏迷、神昏谵语、目暗睛迷、瞳孔缩小或散大、面色苍白、形羸色败、呼吸微弱或喘急异常，多属危候。

(2) 望形态：可了解损伤部位和病情轻重。形态发生改变多见于骨折、关节脱位及严重伤筋。如下肢骨折时，患者多不能直立行走；肩、肘关节脱位时，多用健侧手扶持患侧前臂，身体也斜向患侧；颞颌关节脱位时，多用手托住下颌；腰部急性扭伤时，身体多向患侧倾斜，且有用手支撑腰部慢行的表现。

2. 望局部

(1) 望畸形：骨折或关节脱位后，肢体一般会出现畸形。通过观察肢体标志线或标志点的异常改变，判断有无畸形，畸形往往标志有骨折或脱位存在。如关节脱位后，原关节处出现凹陷，而在附近因骨脱出而出现隆起，患肢可有长短粗细等变化。肩关节前脱位表现为方肩畸形。又如完全性骨折的伤肢，因重叠移位而出现不同程度的增粗和缩短，在骨折处出现高突或凹陷等；股骨颈和股骨粗隆间骨折，多有典型的患肢缩短或外旋畸形；桡骨远端骨折有"餐叉"样畸形。望畸形对于外伤辨证有十分重要的意义。

(2) 望肿胀、瘀斑：损伤后因局部气滞血凝，多伴有肿胀，故需要观察其肿胀的程度，以及色泽的变化。肿胀较重，肤色青紫者，为新伤；肿胀较轻，青紫带黄者，多为陈伤。

(3) 望创口：开放性损伤，需注意创口的大小、深浅，创缘是否整齐，有无污染及异物，色泽鲜红或是紫暗，以及出血情况等。如已感染应注意流脓是否畅通，脓液的颜色及稀稠等情况。

(4) 望肢体功能：肢体功能的望诊，对了解骨关节损伤有重要意义。除观察上肢能否上举，下肢能否行走外，还应进一步检查关节能否进行屈伸旋转等活动。如肩关节的正常活动有外展、内收、前屈、后伸、内旋和外旋六种。凡上肢外展不足 90°，而外展时肩胛骨一并移动者，提示外展动作受限。当肘关节屈曲、肩关节内收时肘尖可接近中线，若做上述动作时肘尖不能接近中线，说明内收动作受限制；若患者梳发的动作受限制，提示外旋功能障碍；若患者手背不能置于背部，提示内旋功能障碍。肘关节虽仅有屈曲和伸直的功能，但上下尺桡关节的联合活动可产生前臂旋前和旋后活动。如有活动障碍时，应进一步查明是何种活动有障碍。为了精确掌握障碍情况，除嘱患者主动活动外，往往与摸法、运动、量法等检查结合进行，通过与健肢对比观察测定其主动与被动活动的活动度。

3. 望舌苔 望舌苔虽然不能直接判断损伤部位，但心开窍于舌，又为脾胃之外候，与各脏腑均有密切联系。《辨舌指南》曰："辨舌质，可辨五脏之虚实；视舌苔，可察六淫之浅深。"舌象能反映人体气血的盛衰、津液的盈亏、病邪的性质、病情的进退、病位的深浅及伤后机体的变化。因此，望舌是伤科辨证的重要部分。

舌质和舌苔都可以诊察人体内部的寒热、虚实等变化，两者既有密切的关系，又各有侧重。大体上反映在舌质上的，以气血的变化为重点；反映在舌苔上的，以脾胃的变化为重点。察舌质和舌苔可以得到相互印证、相得益彰的效果。

(1) 正常人舌色为淡红色，如舌色淡白，为气血虚弱，或为阳气不足而伴有寒象。

(2) 舌色红绛为热证，或为阴虚。舌色鲜红，深于正常，称为舌红，进一步发展而成深红者，称为绛。两者均主有热，但绛者为热势更甚，多见于里热实证、感染发热和创伤大手术后。

(3) 舌色青紫为伤后气血运行不畅，瘀血凝聚。局部紫斑表示血瘀程度较轻，或局部有瘀血。全舌青紫表示全身血行不畅或血瘀程度较重。青紫而滑润，表示阴寒血凝，为阳气不能温运血液所致。绛紫而干表示热邪深重，津伤血滞。

(4) 观察舌苔的变化，可鉴别疾病属表属里。舌苔过少或过多标志着正邪两方的虚实。薄白而润滑为正常舌苔，或为一般外伤复感风寒，初起在表，病邪未盛，正气未伤；舌苔过少或无苔表示脾胃虚弱；厚白而滑为损伤伴有寒湿或寒痰等兼证；厚白而腻为湿浊；薄白而干燥为寒邪化热，津液不足；厚白而干燥表示湿邪化燥；白如积粉可见于创伤感染、热毒内蕴之证。

(5) 舌苔的厚薄与邪气的盛衰成正比。舌苔厚腻为湿浊内盛，舌苔愈厚则邪愈重。根据舌苔的消长和转化可测知病情的发展趋势，由薄增厚为病进，由厚减薄为病退。舌红光剥无苔则属胃气虚或阴液伤，老年人股骨颈骨折时多见此舌象。

(6) 黄苔一般主热证，创伤感染、瘀血化热时多见。脏腑为邪热侵扰，皆能使白苔转黄，尤其是脾胃有热。薄黄而干，为热邪伤津；黄腻为湿热；老黄为实热积聚；淡黄薄润表示湿重热轻；黄白相兼表示由寒化热，由表入里。白、黄、灰、黑色泽变化标志着人体内部寒热及病邪发生变化，如由黄苔转为灰黑苔时表示病邪较盛，多见于严重创伤感染伴有高热或失水等。

（二）触诊（切诊）

1. 切诊　切诊亦称脉诊，是观察整体变化的方法之一。伤科切诊主要从脉搏的有无，脉位的高低，搏动的频率、节律、强弱、大小等方面来观察。脉浮主表，脉沉主里，脉弦主痛。故体表受伤，伤势较轻，可有浮弦之脉；内脏损伤，伤势较重，可出现沉弦之脉；一时疼痛，偶可出现结代之脉，随着痛止脉律可恢复正常。脉数主热，正邪俱盛则脉洪大，正邪俱虚则脉细微；故骨关节急性化脓性（炎症）感染、创伤血瘀化热，热毒炽盛，而正气亦盛之证，脉多数而洪大，骨关节结核阴虚内热之证，脉多数而微细。大出血患者可见芤脉；创伤性休克可出现脉微欲绝的危象；损伤肢体远端可出现脉搏微弱或消失，是动脉受压或损伤的征象。损伤性疾病常见的脉象有下列几种。

浮脉，轻取应指，重按之后反觉其搏动力量稍减而不空，举之泛泛而有余。新伤瘀肿疼痛者多见，亦可见于休克或虚脱之证。

沉脉，轻按不应指，重按觉有搏动。多见于内伤其血，腰背及脊柱损伤后期，或见于因损伤所致肝肾精气不足的久病患者。

迟脉，脉搏缓慢，呼吸 1 次脉跳动不足 4 次。多见于损伤后期瘀血凝滞，气血未充，复为寒邪所感等证。

数脉，脉搏快，呼吸 1 次脉跳动在 6 次以上。数而有力，多为实热；数而无力者，多属血虚或失血过多；损伤感染或新伤发热时亦见数脉。

细脉，脉细如线，应指显然，按之无力。多见于严重损伤出血的患者，久病体虚，气血不足者亦可出现细脉。

洪脉，脉动有力，脉体宽大，如波涛汹涌，来盛去弱。一般表示邪毒内侵，经络热盛或多见于伤后血瘀生热之证。

弦脉，脉形直长，如按琴弦，主诸痛。常见于损伤引起的剧烈疼痛，如胸肋部损伤；弦而有力者称为紧脉，多见于外感寒胜之腰背痛等。

芤脉，脉形浮大而中空，重按无力。多见于创伤出血过多者，为血虚不能固气，亦为休克脉象之一。

滑脉，指脉搏往来流利，如珠走盘，应指圆滑。多见于胸部挫伤血实气壅时或妇女妊娠期。

涩脉，指脉形不流利，细而迟缓，往来艰涩，如轻刀刮竹。血亏津少不能濡润经络，气滞血瘀的陈伤多见此脉象。

2. 触诊 触诊指通过对损伤局部的认真触摸，可以查明损伤部位的形态、硬度、温度等有无改变，借以了解肿胀、畸形、筋肉的硬度，皮肤的温度，以及患肢的功能状况等，从而判断伤情。触摸的方法要由轻渐重，由浅而深，沿着肌间隙才能触摸清楚骨骼。触诊检查时应该注意下列 5 个方面。

(1) 触摸动脉搏动：能了解伤肢远端有无血运障碍，对于骨折、脱位合并动脉损伤有重要意义，是检查与治疗骨关节损伤必不可少的步骤。通常触摸动脉搏动的部位有肘前部摸肱动脉，手腕部触桡动脉，腘窝部扪腘动脉，足踝前部测足背动脉，内踝后方切胫后动脉，还可以用手指按压指（趾）甲，观察肢体末端的血运情况。

(2) 触摸皮肤温度：局部皮肤温度高者，多表示急性损伤后瘀肿严重或有急性炎症。局部温度不高或发凉者多为陈旧性损伤或慢性劳损所致。伤肢远端疼痛、冰冷、脉搏消失、皮肤苍白或发绀是循环障碍的表现。

(3) 触摸压痛点：应用解剖学知识，将伤肢体表可触到的骨凸、凹陷、筋肉等与健肢作对比，边触摸边思考。寻找压痛点，区分疼痛的轻重、深浅，过敏或迟钝，局限或广泛，有无放射痛及其部位，以鉴别损伤的性质与种类。长骨干完全骨折时，伤处多有环状压痛，沿骨干纵轴挤压与叩击时，可出现骨折处疼痛；骨盆及肋骨骨折时，从前后或左右挤压骨盆或胸廓，可引起骨折处疼痛；压痛部位较深、范围较小，呈锐痛或刺痛，则表示筋的撕裂或骨质损伤；压痛部位浅、范围大、程度轻，则表示筋肉的慢性损伤；压痛深并向肢体远端放射者，多为神经根受压（如椎间盘突出症等）。

(4) 触摸畸形：检查时应注意局部有无高凸、凹陷、成角、旋转等畸形改变，并结合触摸骨性标志有无异常，可以帮助判断有无骨折、脱位。如肘关节后脱位，肱骨内上髁、外上髁与尺骨鹰嘴三个骨突标志发生异常改变。骨折后可摸到移位的断端高凸或成角等畸形。

(5) 触摸局部肿胀与包块：皮肤颜色、温度正常，或有皮下出血，按之即起或按之肿硬，多为损骨伤筋后内出血及组织反应性水肿所引起，常见于骨折、伤筋早期，为气滞血瘀，经络阻塞；温度正常，皮色正常或发紫，按之不即起，或伤肢下坠过久，按之有硬韧感，多为长期卧床或骨折固定后，筋肉组织弹性减弱，肌力减退，血液回流受到影响所致，为气血不能通达于四肢，气虚血滞，常见于骨折恢复期的功能锻炼过程中。

若触及包块，应了解包块的部位、大小、形状、硬度及与周围组织器官的关系，还应注意肿块的边界是否清楚，推之能否移动等。如腱鞘囊肿，包块多呈圆形，边界清楚，推之可动、质软。胫骨结节骨软骨炎时，在胫骨结节处触及一质地坚硬、形状不一的明显凸起，且有推之不动的压痛。在触摸时用力应轻柔，以免增加患者的痛苦。对肿瘤不要过多的挤压，防止瘤细胞转移。触摸时还应区别肿块的解剖层次，是在骨骼或是在肌腱、肌肉等组织。

（三）感觉检查

检查触觉用一小条棉花在皮肤上轻划，应注意失去触觉的部位与范围；检查痛觉用锐针轻刺，注意痛觉改变区的部位；检查温觉用小瓶或试管分别盛 10℃ 或 45℃ 的水进行。检查时应由上而下，从一侧到另一侧，从失去知觉区移向正常区。根据感觉障碍区域，判断神经损伤情况。

（四）测量

用软尺和量角器测量肢体的周径、长短和关节活动度数，要与健侧对比检查，准确的测量对诊断和治疗均有重要的意义。可了解肢体的长短、肿胀及萎缩的程度，关节活动幅度，对确定治疗方案和检查治疗效果均有重要价值。

1.角度 关节的功能可用量角器测定，先将量角器的轴对准关节中心，量角器两臂紧贴肢体并对准肢体的轴线，然后记载量角器所示的角度（没有量角器时，也可目测记录），关于健肢的相应关节比较，常用方法有以下两种。

(1) 邻肢夹角法：以两个相邻肢段构成的夹角计算，如肘关节伸直时为 180°，屈曲时可成 40°，则该关节活动范围为 180°–40°=140°。

（2）中立位 0° 法：即先确定每一个关节的中立位为 0°，中立位一般相当于休息位，如肘关节完全伸直时中立位为 0°，完全屈曲时则可成 140°。

对于易精确测量角度的部位，关节功能活动也可用长度测量，以记录其相对的移动范围。如颈椎前屈时可测量下颏与胸骨柄的距离，侧屈时测量耳垂与肩峰的距离；腰部前屈时测量下垂的中指尖端与地面的距离等。

2. 长度 先将两侧肢体放在对称位置上，在骨凸处做一标记，用软尺做两侧肢体对比测量。

（1）上肢长：肩峰至桡骨茎突部或中指尖。

（2）上臂长：肩峰至肱骨外上髁处。

（3）前臂长：肱骨外上髁至桡骨茎突部。

（4）下肢长：髂前上棘至足内踝尖，或股骨大粗隆至外踝尖。

（5）大腿长：髂前上棘至膝关节内缘。

（6）小腿长：膝关节内缘至内踝尖。

3. 周径 取两肢体相对应的同一水平测量，测量肿胀时取最肿处，大腿周径可在髌骨上 10～15cm 处测量；小腿在最粗处测量即可。也可用双手对称合抱肢体，观察双手拇指指尖的距离而测定之。

（五）X 线检查

X 线检查是应用 X 线对疾病进行检查的一种临床诊断方法。1895 年伦琴（Röntgen）发现 X 线，X 线诊断目前已广泛地应用于临床医学，成为临床医学中一个极为重要的组成部分。X 线能用于临床诊断，是根据 X 线具有穿透性、荧光作用和可摄影的特性；也是人体各种器官、组织的密度和厚度的自然差别及造影剂的应用。骨伤科最常用的 X 线检查方法是摄片，也称平片。通常应有两个或两个以上相互成角的 X 线投照摄片，使人体各部位结构清晰的、立体的显示于 X 线片上。透视适用于四肢明显的骨折或脱位的诊断、整复后复查。骨折整复操作时应尽量减少使用 X 线透视，切忌骨折整复在透视下进行。在实际工作中，有时需要透视与摄片互相辅助。骨伤科常用的 X 线检查一般采用正、侧位，使被查部位能显出较完整的投影，若侧位投照有过多的骨骼影像相重叠时（如手、足等），应采用斜位。当被检查部位在侧位投照时与身体其他部位相重叠，首次检查应当只照正位，有需要再加照其他位置，如骨盆、髋、肩及锁骨等。于正位投照时，遮蔽影像太浓密，应只照侧位，如跟骨、髌骨等，需要时再加照轴位。当诊断需要时可酌情分别采用某些特殊 X 线检查，如软组织摄片、断层摄片、立体摄片及应力下摄片等。

（六）血常规检查

血常规检查在损伤实验室检查中具有重要的临床意义，如白细胞偏高提示机体损伤后伤口存在细菌感染的可能；红细胞计数下降、血红蛋白下降提示贫血，说明有急性大出血、严重的组织损伤等。对骨伤诊断治疗及预防并发症等有重要的指导意义。

三、诊断与鉴别诊断

（一）诊断

1. 外伤史　多数骨折患者均有明显的外伤史，应充分了解暴力的大小、性质、形式及作用部位，从而判断伤势的轻重程度。

2. 全身表现　骨折后因血溢经脉，瘀血内滞，积瘀化热，常有口渴，口苦，尿赤，便秘，脉浮数或弦紧，舌质红，苔黄症状。

3. 局部表现　骨折局部可见疼痛、肿胀、功能障碍，而局部畸形、骨擦音及异常活动则被视为骨折特有的体征。

(1) 肿胀和青紫：骨折后局部血管破损，血离经脉，阻塞脉道，瘀滞于肌肤腠理而出现肿胀青紫。

(2) 疼痛和压痛：骨折后脉络受损，气血相搏，阻塞经络，不通则痛，故骨折部位有明显的疼痛和压痛。压痛和纵轴叩击痛是诊断无明显移位骨折的重要手段，如腕舟状骨骨折，压痛为主要体征，而股骨颈嵌入骨折时，纵轴叩击痛明显。

(3) 功能障碍：损伤后因疼痛或应具有的功能不能正常发挥，四肢或躯干可发生不同程度的运动障碍。

(4) 畸形：骨折后因肌肉或韧带的牵拉造成断端移位，使肢体表现为各种畸形，如成角、短缩、变长和旋转等。

4. 异常活动及骨擦音 异常活动及骨擦音是诊断骨折的特有体征，但应注意嵌入骨折、裂缝骨折或某些小骨骨折，此特征表现不明显。

5. X 线检查 X 线检查可以确定骨折的部位、类型和骨折移位情况，有助于进一步了解骨折发生的原因、过程和性质，以便决定处理方法。同时，X 线检查能验证复位效果，根据需要从多方面（正、侧、斜或其他特殊位置）进行拍片，包括邻近关节，有时还要加拍健侧相应部位，进行比较。

（二）鉴别诊断

1. 骨关节病的鉴别诊断

(1) 类风湿关节炎：女性多于男性，受累关节疼痛剧烈，晨僵明显，好发于四肢及小关节，常呈对称性肿胀；活动期红细胞沉降率增快，类风湿因子多为阳性，X 线检查常可见骨质疏松及不同程度的骨质破坏。

(2) 风湿性关节炎：有链球菌感染史，并常于再次感染链球菌后复发，疼痛呈游走性，活动期红细胞沉降率增快，抗链球菌溶血素"O"试验阳性；X 线检查多无异常。

(3) 膝关节非特异性滑膜炎：表现为反复出现的膝关节腔积液，浮髌试验阳性；膝关节肿胀程度与疼痛及活动受限程度不一样，关节肿胀严重，但关节疼痛较轻，常表现为闷胀感；X 线检查仅表现软组织肿胀。

(4) 强直性脊柱炎：多发生于年轻男性，主要病变在韧带附着部，棘间韧带等均可骨化，使脊柱呈竹节样改变，而椎间盘就很少累及，X 线表现与退行性脊柱病变有明显不同，且以骶髂关节 X 线改变为主。

(5) 痛风性关节炎：起病急，常累及单个小关节，常见于趾指关节，其次为踝关节，受累关节一旦发病则疼痛剧烈难忍，关节部位红肿灼热，无晨僵表现，或有血尿酸升高，X 线表现为非对称性，无特征性软组织肿胀，反复发作者可见关节软骨缘破坏、关节面不规则等表现。

2. 四肢创伤性骨折的鉴别诊断

(1) 病理性骨折；创伤骨折有明确外伤史，X 线检查未见明显骨质破坏，故可与病理性骨折相鉴别。

(2) 创伤性关节炎：患者有外伤史，主要症状为疼痛，休息时好转，疼痛与天气变化、潮湿受冷等因素有关；X 线检查可见关节间隙狭窄，关节软骨粗糙破坏改变。

(3) 创伤性关节脱位：患者有外伤史，关节活动受限，故考虑本病，但若患者查体未及关节空虚感，X 线检查未见脱位，可排除。

(4) 血管神经损耗：患者外伤后骨折移位及血肿可能导致血管神经压迫，查体可发觉肢体远端惨白、无脉、感觉麻痹、活动障碍等。

3. 脊髓损伤的鉴别诊断

(1) 脊髓前角灰质炎：多见于小儿；否认外伤史，一般多有高热史；往往出现部分肌群的瘫痪；X 线检查无骨折脱位。

(2) 脊柱结核：无明显外伤史；有全身结核中毒症状、寒性脓肿、瘘管；X 线检查可鉴别。

(3) 脊柱脊髓肿瘤：一般无外伤史；神经症状逐渐加重，疼痛晚上较甚；X 线检查及 CT 扫描、磁共振可协助鉴别。

4. 颈椎骨折脱位鉴别诊断　颈椎病多见于老年人，无明显外伤史或伤前已有症状；诉双手麻木无力或头晕外，常不合并截瘫，部分截瘫患者常为渐进性；X 线检查可明确鉴别。

5. 胸腰椎骨折脱位鉴别诊断　急性腰扭伤多为腰部用力过度或体位不正闪扭所致；无纵向叩击痛和后凸畸形；X 线检查检查可明确诊断。

6. 骨盆骨折鉴别诊断　股骨颈或股骨粗隆间骨折多见于老年人；患肢常有短缩外旋畸形，大粗隆上移；X 线检查可鉴别。

7. 腰椎间盘突出症鉴别诊断

(1) 腰椎后关节紊乱：相邻椎体的上下关节突构成腰椎后关节，为滑膜关节，有神经分布。当后关节上、下关节突的关系不正常时，急性期可因滑膜嵌顿产生疼痛，慢性病例可产生后关节创伤性关节炎，出现腰痛。此种疼痛多发生于棘突旁 1.5cm 处，可有向同侧臀部或大腿后侧的放射痛，易与腰椎间盘突出症相混。该病的放射痛一般不超过膝关节，且不伴有感觉、肌力减退及反射消失等神经根受损体征。对于鉴别困难的病例，可在病变的小关节突附近注射 1% 的利多卡因 3ml，若症状消失，则可排除腰椎间盘突出症。

(2) 腰椎管狭窄症：间歇性跛行是最突出的症状，患者自诉步行一段距离后下肢酸困、麻木、无力，必须蹲下休息后方能继续行走，骑自行车可无症状。患者主诉多而体征少，也是重要特点。少数患者有根性神经损伤的表现。严重的中央型椎管狭窄可出现大小便失禁，CT 扫描或磁共振等特殊检查可进一步确诊。

(3) 腰椎结核：早期局限性腰椎结核可刺激邻近的神经根，造成腰痛及下肢放射痛。腰椎结核有结核病的全身反应，腰痛较剧，X 线检查可见椎体或椎弓根破坏。CT 扫描对 X 线检查不能显示的椎体早期局限性结核病灶有独特作用。

(4) 椎体转移瘤：疼痛加剧，夜间加重，患者体质衰弱，可查到原发肿瘤。X 线检查可见椎体溶骨性破坏。

第 3 章
常见骨伤病损的急救与治疗

一、急救原则与方法

（一）急救原则

原则是用最简单有效的方法处理及预防休克，抢救生命，防止伤口污染，固定患肢，避免神经、血管进一步损伤。迅速转移，以便尽快得到妥善处理。

（二）方法及注意事项

1. 检查患者全身情况，若处于休克状态，应注意尽量减少搬动，有条件时应立即输液、输血；合并昏迷状态时，应注意保持呼吸道通畅。

2. 有创口者应先消毒、止血、包扎，然后再固定。

3. 固定前应先用布料、棉花、毛巾等软物铺垫在夹板上，以免损伤血管、神经及皮肤软组织。

4. 用绷带固定夹板时，应先从骨折的远端缠起，以减少患肢充血水肿。

5. 夹板应放在骨折部位的后侧或两侧，应固定骨折上下各一个关节。

6. 考虑脊柱骨折者，不宜随意搬动，应临时就地固定。

7. 固定应松紧适宜。

二、治疗方法

（一）手法

手法是指医者用手施行各种术式，直接作用于患者体表的特定部位，以进行诊断和治疗疾病的一种技术操作。手法在骨伤科治疗中占有重要地位，是骨伤科常用治疗方法之一。

1. 手法的运用原则　施行手法治疗前必须经过详细的检查，全面而准确地掌握病情以明确诊断，特别是对骨折、脱位患者，医者应在头脑中形成一个伤患局部的立体形象，确切了解骨端在肢体内的方位，也就是"知其体相，识其部位"。从而取得"一旦临证，机触于外，巧生于内，手随心转，法从手出"的效果。概括来说，运用骨伤手法应早、稳、准、巧。

2. 手法的作用

(1) 整复移位：可使移位的组织回复到正常位置，如骨折、脱位、肌腱滑脱的整复。

(2) 消肿止痛：损伤后脉络破裂，积蓄成瘀，或积于筋肉之间，或蓄于关节骨缝之中，肌肉筋脉为肿为痛，施行手法可行气活血，消除瘀滞，以达到消肿止痛的目的。

(3) 舒筋活络：筋骨肌肉损伤和病变，可导致局部气血凝滞，产生筋膜粘连硬结，关节活动受限。运用恰当的手法可以消散瘀结，剥离粘连，舒筋活络，使关节功能得到恢复。

(4) 保健强身：施行保健手法可行气血、健脾胃、强肝肾、坚筋骨，对内可调节脏腑功能，具有保健强身的作用。

3. 正骨手法

(1) 触摸：通过手法仔细触摸，辨明骨折、脱位和损伤类型，做到心中有数。

(2) 拔伸：拔伸是正骨手法中最重要的步骤，用于克服肌肉拮抗力，矫正患肢的重叠移位，恢复肢体的长度。

(3) 旋转：旋转手法主要矫正骨折断端的旋转畸形。

(4) 屈伸：术者一手固定关节近端，另一手握住关节远端，沿关节的冠状轴摆动肢体，以整复骨折脱位。

(5) 提按：重叠、旋转及成角畸形矫正后，侧方移位就成了骨折的主要畸形，医者用手直接作用于骨折断端矫正前后移位的方法。

(6) 端挤：内外侧（即左右侧）移位用端挤手法。

(7) 摇摆：摇摆手法用于横断型、锯齿型骨折。

(8) 触碰：又称叩击手法，用于需使骨折部紧密嵌插者。

(9) 分骨：分骨可用于矫正两骨并列部位的骨折。

(10) 折顶：横断或锯齿型骨折，如患者肌肉发达，单靠牵引力量不能完全矫正重叠移位时，可用折顶法，此法多用于前臂骨折。

(11) 回旋：多用于矫正背向移位的斜形、螺旋形骨折，或有软组织嵌入的骨折。

(12) 蹬顶：通常为一人操作，常用在肩、肘关节脱位及髋关节前脱位。

(13) 杠杆：本法是利用杠杆为支撑点，力量较大，多用于难以整复的肩关节脱位或陈旧性脱位。

（二）固定

◆ 石膏绷带固定

【包扎前准备】

1. 物品　适当大小石膏绷带卷、温热水（约 40℃）、石膏刀、剪刀、针、线、衬垫物、颜色笔。

2. 患者的准备　①向患者及家属交代包扎注意事项及石膏固定的必要性。②用肥皂水清洗患肢，有伤口者先行换药。

【注意事项】

1. 将肢体置于功能位，用器械固定或专人扶持，并保持该位置直至石膏包扎完毕、硬化定型为止。扶持石膏时应用手掌，禁用手指。

2. 缠绕石膏时要按一定方向沿肢体表面滚动，切忌用力抽拉绷带，并随时用手抹平，使各层相互黏合。

3. 在关节部位应用石膏条加厚加固，搬动时要防止石膏折断，过床后要用枕头或沙袋垫平。

4. 石膏包扎后应注明日期及诊断。

5. 石膏未干固以前，注意凸出部勿受压，以免凹陷压迫皮肤，引起压迫性溃疡。

6. 为加速石膏凝固，可在温水中加放少许食盐，天气潮湿可用电炉、电吹风等方法烘干。

7. 石膏固定应包括骨折部位的远近端两个关节。肢体应露出指（趾）端以便于观察。

◆ 小夹板固定术

【适应证】

1. 四肢闭合性骨折，但骨折不稳定者，应配合应用皮牵引或骨牵引。

2. 四肢开放性骨折已进行内固定，仍需外固定辅助者。

【注意事项】

1. 所选夹板长短、宽窄应当合适。太宽不能固定牢靠，太窄容易引起皮肤坏死。夹板应占肢体周径 3/4～4/5。

2. 应合理放置固定垫，并且位置要准确。

3. 应用夹板前需准确判断患者神经、血管等损伤情况，以利于观察。

4. 缚带要松紧合适，要求缚后所打的结可以上下移动 1cm。

5. 有计划地指导患者做功能锻炼，并嘱随时复诊。

（三）牵引

【适应证】

1. 长骨干骨折复位后不稳定，需要维持对位者，如股骨干大斜形骨折。

2. 骨折脱位，需要持续牵引方能复位，如颈椎骨折脱位。

3. 需要矫正或预防肌肉痉挛所致的关节畸形。

4. 软组织挛缩引起的畸形。

5. 某些腰痛、坐骨神经痛患者。

【牵引方法】

1. 骨牵引　骨牵引易损伤骨骺，小孩应慎用。

穿针部位有以下几种。

(1) 尺骨鹰嘴：肘关节屈曲 90°，在鹰嘴最突出部穿入，由内向外，注意勿损伤位于肱骨内上髁下方的尺神经。

(2) 胫骨结节：由胫骨外侧自腓骨头和胫骨结节连线的中点，由外向内穿入，注意勿损伤腓总神经。

(3) 跟骨：踝关节置于中立位，自内踝尖端和足跟后下缘连线中点，由内向外穿入，注意勿损伤胫后动脉及胫神经。

（4）股骨髁上部位：内上髁内收肌结节上方一横指处进入，由内向外，注意勿损伤动脉。

2. 皮肤牵引

（1）先清洁皮肤，在牵引区涂安息香酸酊，并在其未干之前贴上胶布。

（2）贴于肢体的胶布应先备妥，粘贴时要平坦无折皱，胶布末端分 2～3 块，以使牵引力均匀分布在患肢上。

（3）在骨隆起处用纱块或棉垫保护，可用长条胶布大螺旋形将两侧牵引胶布连接，但切忌环形缠绕肢体。

（4）再用绷带缠绕两层，但胶布近端留 1cm 露出，以利日后观察胶布是否有脱落。

（5）牵引端用宽窄适宜的扩张板。

（6）放置牵引架，加上适当重量。下肢牵引时要抬高床尾。

【注意事项】

1. 注意胶布有无松脱，扩张板是否在适合角度，是否有折断。

2. 经常检查牵引架的位置，如有错位或松动，应及时纠正。

3. 注意牵引绳是否受阻，牵引重量是否合适。重锤应离地面 26cm 左右。

4. 注意牵引针出入口处有无感染，是否有移位，适时更换纱布，以防感染和牵引针移位后皮肤压迫。

5. 患肢牵引轴线是否符合要求，是否有旋转、成角畸形。

6. 注意肢体皮温、色泽，是否有血液循环不良或神经受压现象。

（四）药物内外治法

药物治疗是中医骨伤科重要疗法之一，是在辨证施治的基础上具体贯彻内外兼治、局部与整体兼顾的主要手段。中医骨伤科常用的药物治疗方法分为内治法与外治法两种，临床可根据病情有针对性地选用。

【骨伤内治法】

人体一旦遭受损伤，则络脉受损，气机凝滞，营卫离经，瘀滞于肌肤腠理。"不通则痛，痛则不通"，无论气滞还是血瘀，都能引起疼痛，因此必须疏通内部气血。根据损伤的发展过程，一般分为初、中、后三期。三期分治方法是以调和疏通气血、生新续损、强筋壮骨为主要目的。临证时必须结合患者体质和损伤情况辨证施治。

1. 初期 一般在伤后1～2周，由于气滞血瘀，需消瘀退肿，以"下""消"法为主；若邪毒入侵，可用"清"法；气闭昏厥或瘀血攻心则用"开"法。

(1) 攻下逐瘀法：跌打损伤必使血脉受伤，恶血留滞，壅塞经道，瘀血不去，新血不生，且所生新血也不能安行无恙，终必妄行而致变证多端。故受伤后有瘀血停滞者，依据"留者攻之"的治则，应及时使用攻下逐瘀法。本法适用于损伤早期蓄瘀，大便不通，腹胀，苔黄，脉数的体实患者。常用的方剂有桃核承气汤、鸡鸣散、大成汤、黎洞丸等。

(2) 行气消瘀法：又称行气活血法，为伤科内治法中常用的一种方法。气为血帅，气行则血行，气滞则血瘀，同时，血不活则瘀不能去，瘀血不去则新血不生，故损伤后有气滞血瘀者亦采用行气消瘀法。本法适用于气滞血瘀，局部肿痛，无里实热证，或宿伤而有瘀血内结，或有某种禁忌而不能猛攻急下者。常用的方剂有以消瘀活血为主的消肿止痛丹、复元活血汤、活血止痛汤、活血化瘀汤，以行气为主的柴胡疏肝散、加味乌药汤、金铃子散，以及行气活血并重的膈下逐瘀汤、顺气活血汤、血府逐瘀汤等。

(3) 清热凉血法：本法包括清热解毒与凉血止血两法，适用于跌仆损伤后引起的热毒蕴结于内，引起血液错经妄行、创伤感染，或邪毒侵袭，火毒内攻，热邪蕴结或壅聚成毒等。常用的清热解毒方剂有五味消毒饮；凉血止血方剂有十灰散、四生丸、小蓟饮子等。

(4) 开窍通关法：本法是用辛香走窜、开窍通关的药物，以治疗标证的救急方法。常用的方剂有苏合香丸、安宫牛黄丸、紫雪丹、至宝丹、玉枢丹、行军散等。

2. 中期 在伤后3～6周，虽损伤症状改善，肿胀瘀阻渐趋消退，疼痛逐步减轻，但瘀阻未尽，仍应以活血化瘀、和营生新、接骨续筋为主，故以"和""续"两法为基础。

(1) 和营止痛法：适用于损伤后虽经"消""下"等法治疗，但气滞血瘀尚未尽除，而继续采用攻下之法又恐伤正气者。常用方剂有和营止痛汤、定痛和血汤、正骨紫金丹、七厘散、和营通气散等。

(2) 接骨续筋法：适用于损伤中期骨位已正，筋已理顺，筋骨已有连接但未坚实，尚有瘀血未去者。常用的方剂有续骨活血汤、新伤续断汤、接骨丹、接骨紫金丹等。

(3) 舒筋活络法：本法主要是使用活血与祛风通络药，再佐以理气药，以宣通气血，消除凝滞，增强舒筋通络之功。常用方剂有正骨伸筋胶囊、舒筋活血汤、活血舒筋汤、蠲痹汤、独活寄生汤等。

3. 后期　受伤 7 周以后，瘀肿已消，但筋骨尚未坚实，功能尚未恢复，应以坚骨壮筋、补养气血、健脾胃、益肝肾为主。而筋肉拘挛、风寒湿痹、关节不利者则予以舒筋活络。故后期多用"补""舒"两法。

(1) 补气养血法：本法是使用补气养血药物使气血旺盛而濡养筋骨的治疗方法。凡外伤筋骨，内伤气血，以及长期卧床出现各种气血亏损、筋骨痿弱等症者均可用本法。常用方剂有以补气为主的四君子汤，以补血为主的四物汤，以及以气血双补为主的八珍汤、十全大补汤等，临床可随症加减。

(2) 补养脾胃法：本法适用于损伤日久，耗伤正气，气血脏腑亏损，或长期卧床缺少活动，而导致脾胃气虚，运化失职者。治疗采用补养脾胃，以促进气血生化，使筋骨肌肉加速恢复。常用方剂有补中益气汤、参苓白术散、健脾养胃汤、归脾丸等。

(3) 补益肝肾法：又称强壮筋骨法，适用于筋骨及腰部损伤的后期，年老体弱，骨折迟缓愈合，骨质疏松而肝肾虚弱者，并多与补气养血法结合使用。常用方剂有壮筋养血汤、生血补髓汤、养筋健骨汤。

(4) 温经通络法：本法使用温性或热性的祛风、散寒、除湿药物，并佐以调和营卫或补益肝肾之药，以求祛除留注于骨节经络之风寒湿邪，使血活筋舒、关节滑利、经络通畅。适用于一般损伤后气血运行不畅，或因阳气不足，腠理空虚，风寒湿邪滞留，筋骨损伤日久，气血凝滞者。常用方剂有麻桂温经汤、乌头汤、大红丸、大活络丹、小活络丹等。

【骨伤外治法】

骨伤外治法疗效显著，应用简便，易于掌握，价格低廉，故经久不衰。骨伤科外治药物非常丰富，按剂型可分为敷贴药、搽药、熏洗湿敷药与热熨药。

1. 敷贴药 敷贴药使用时是将药物制剂直接敷贴在损伤局部，使药力发挥作用，可取得较好的疗效。

(1) 药膏：药膏的配制是将药碾成细末，然后选加饴糖、蜂蜜、油、水、鲜草药汁、酒、醋或医用凡士林等，调匀如厚糊状，涂敷伤处。近代药膏多选用饴糖，主要是取其硬结后药物本身的作用和固定、保护伤处的作用。饴糖与药物的比例为 3∶1。有创面的创伤可用药物与油类熬炼或拌匀制成的油膏，有柔软和滋润创面的作用。根据药膏的作用，可将其分为以下几种。

① 消瘀退肿止痛类：适用于骨折或筋伤初期肿胀、疼痛剧烈者。可选用消瘀止痛药膏、定痛膏、双柏膏、消肿散等。

② 舒筋活血类：适用于扭挫伤筋后肿痛逐步减退之中期患者。可选用三色敷药、舒筋活络药膏、活血散等。

③ 接骨续筋类：适用于骨折整复后位置良好、肿痛消退之中期患者。可选用接骨续筋膏、外敷接骨散、驳骨散等。

④ 温经通络、祛寒祛风湿类：适用于损伤日久，复感风寒湿邪者。可用温经通络药膏外敷，或用舒筋活络类药膏内酌加温散风寒、利湿的药物外敷。

⑤ 清热解毒类：适用于伤后感染邪毒，局部红、肿、热、痛者。可选用金黄膏、四黄膏、清营退肿膏等。

⑥ 生肌拔毒长肉类：适用于创伤止血后创面清洁或感染者。可选用军术膏、生肌玉红膏、红油膏等。

(2) 膏药：膏药的配制是将药物碾成细末，配以香油、黄丹或蜂蜡等基质炼制而成。根据膏药的作用，可将其分为以下几种。

① 治损伤与寒湿类：损伤者可选用坚骨壮筋膏；风湿者可选用伤湿宝珍膏；损伤与风湿兼证者可选用万灵膏、损伤风湿膏等；陈旧伤气血凝滞、筋膜粘连者可选用化坚膏。

② 祛腐拔毒生肌类：适用于创伤而有创面溃疡者，可选用太乙膏、陀僧膏，常在创面另外加药粉，如九一丹、生肌散等。

(3) 散剂：根据散剂的作用，可将其分为以下几种。

① 止血收口类：适用于一般创伤出血撒敷用。常用的有桃花散、花蕊

石散、金枪铁扇散、如意金刀散、云南白药等。

②祛腐拔毒类：适用于创面腐脓未净，腐肉未去，或肉芽过长者。常用的有九一丹、七三丹、红升丹、白降丹等。此类药物多含有汞等重金属，毒性较大，不宜久用。

③生肌长肉类：适用于脓液稀少，新肉难长的创面。常用的有生肌八宝丹等，也可与祛腐拔毒类散剂掺合在一起应用，具有促进新肉生长，创面收敛，创口迅速愈合的作用。

④温经散寒类：具有温经活血、散风逐寒的作用，适用于损伤后期气血凝滞疼痛，或局部寒湿侵袭者。常用的有丁桂散、桂麝散等。

⑤散血止痛类：具有活血止痛的作用，适用于损伤后局部瘀血结聚肿痛者。常用的有四生散、代痛散等。

⑥取嚏通经类：适用于坠堕、不省人事、气塞不通者。常用的有通关散，吹鼻中取嚏。

2. 搽药　搽药可直接涂搽于伤处，或配合理筋手法使用，或在热敷熏洗后进行自我按摩时涂搽。

(1)酒剂：用药物与白酒、醋浸制而成，一般酒醋之比为 8∶2，也有单用酒浸者。具有活血止痛、舒筋活络、逐风祛寒的作用。常用的有活血酒、伤筋药水、息伤乐酊、正骨水等。

(2)油膏与油剂：用香油把药物熬煎去渣后制成油剂，或加黄蜡、白醋收膏炼制而成油膏。具有温经通络、消散瘀血的作用，适用于关节筋络寒湿冷痛等证，也可配合手法及功能锻炼前后作局部涂搽。常用的有跌打万花油、活络油膏、伤油膏等。

3. 熏洗湿敷药

(1)热敷熏洗：即先用热汽熏蒸患处，待水温稍减后用药水浸洗患处。每日 2 次，每次 15～30 分钟。每贴药可熏洗数次，药水因蒸发而减少时，可酌量加水再煮沸熏洗。具有舒松关节筋络、疏导腠理、流通气血、活血止痛的作用。凡关节强直拘挛、酸痛麻木或损伤兼夹风湿者，均有卓效。多用于四肢关节的损伤，腰背部如有条件也可熏洗。

(2)湿敷洗涤：多用于创伤，使用方法是"以净帛或新棉蘸药水，渍其患处"。现临床上常把药制成水溶液，供创伤溃破伤口湿敷洗涤用。常用的有甘葱煎水、野菊花煎水、2%～20%的黄柏溶液及蒲公英等鲜药煎汁。

4. 热熨药 热熨法是一种热疗方法，临床上多选用温经祛寒、行气活血止痛的药物，将其用布包裹，加热后热熨患处，借助其热力作用于局部。适用于腰脊躯干熏洗不便之处的新伤、陈伤。主要有下列几种。

(1) 坎离砂：将铁砂加热后与醋水煎成药汁搅拌后制成。临用时加醋少许拌匀置布袋中，数分钟内会自然发热，然后热熨患处。现在的制剂接触空气即能自然发热，使用更为方便。适用于陈旧伤兼有风湿证者。

(2) 熨药：将药置于布袋中，扎好袋口放在蒸锅中蒸汽加热后熨患处，能舒筋活络、散瘀退肿，适用于各种风寒湿肿痛证。常用的有正骨烫药等。

(3) 其他：如用粗盐、黄砂、米糠、麸皮、吴茱萸等炒热后装入布袋中加热后熨患处，民间也有将葱姜豉盐炒热，布包掩脐上治风寒等方法。适用于各种风寒湿型筋骨痹痛、腹胀痛、尿潴留等。

（五）针灸

针灸疗法是中华民族的一项伟大发明，是人类健康保障的重要手段之一。在中国已经有数千年的历史，广泛应用于内、外、妇、儿等专科疾病的治疗与保健，为人类的健康与繁衍做出了不可磨灭的巨大贡献。针刺的主要作用是疏通经络，正如《灵枢·九针十二原》所说："欲以微针通其经脉，调其气血，营其逆顺出入之会。"故针刺可以治疗疼痛、麻木、肿胀等病证，经络"内属于脏腑，外络于肢节"，有运行气血的功能，经络通则气血运行通畅，脏腑器官、体表肌肤及四肢百骸得以濡养，发挥其正常的生理功能。

【操作流程】

1. 确定体位 仰卧位适合身体正面的腧穴，俯卧位适合身体背部的腧穴，侧卧位适合侧身部的腧穴，俯伏坐位适合头顶、枕项部的腧穴。

2. 定点、定穴 根据骨度分寸法等，用手揣摸按压欲针之处，确定穴位。

3. 消毒 ①针具器械消毒，高压蒸汽灭菌法。②医者手指消毒，针刺前用肥皂水将手指洗干净，再用75%酒精棉球擦拭，尽量避免手指直接接触针身。③针刺部位消毒，用 75% 酒精棉球从腧穴中心点向外绕圈消毒。

4. 针具选择　按照不同施术部位选择相应针具，基本要求是针刺入体内后针根露在体外 1～2cm 为宜。

5. 进针　针刺时力争微痛或无痛刺入，同时需要注意确定针刺角度、方向和深度。

6. 行针　通过提插、捻转等操作方式的变化组合来达到不同的目的，同时要结合患者的感受实施不同的强度。

7. 留针　按照具体治疗需要，选择相应留针时间。一般体针的留针时间为 30～40 分钟，头皮针留针时间可稍长，一般 6 小时。同时可间歇行针，注意嘱患者留针过程中要注意保护好施术部位。

8. 出针　出针前要稍捻转针柄，待针下轻松滑利时方可出针。出针时按照"先上后下，先内后外"的顺序进行，左手持消毒棉球按压穴位，右手拇、食指持针柄，捻针退出皮肤，动作要轻柔。出针后按压针孔片刻，以防出血，尤其是面部和头部等易出血的部位，应按压较长时间。

【注意事项】

1. 过于饥饿、疲劳、精神高度紧张者，不宜针刺。体质虚弱者，刺激不宜过强，并尽可能采取卧位。

2. 怀孕三个月以内者，下腹部禁针。三个月以上者，上下腹部、腰骶部及一些能引起子宫收缩的腧穴，如合谷、三阴交、昆仑、至阴等均不宜针刺。月经期间，如月经周期正常者最好不予针刺，月经周期不正常者为了调经可以针刺。

3. 小儿囟门未闭时，头顶部腧穴不宜针刺。此外，因小儿不能配合，故不宜留针。

4. 避开血管针刺，防止出血；常有自发性出血或损伤后出血不止的患者不宜针刺。

5. 感染、溃疡、瘢痕或肿瘤的部位不宜针刺。

6. 防止刺伤重要脏器。①针刺眼部腧穴，要掌握一定的角度和深度，不宜大幅度提插捻转或长时间留针，防止刺伤眼球和出血。②背部第 11 胸椎两侧，侧胸（胸中线）第 8 肋间，前胸（锁骨中线）第 6 肋间以上的腧穴，禁止直刺、深刺，以免刺伤心肺，尤其对肺气肿患者更需谨慎，防止发生气胸。③两胁及肾区的腧穴禁止直刺、深刺，以免刺伤肝、脾、肾脏，尤其是肝脾肿大患者，更应注意。④胃溃疡、肠粘连、肠梗阻患者的腹部和尿潴留患者的耻骨联合区，必须注意针刺的角度、深度，若刺法不当也可能刺伤胃肠道和膀胱，引起不良后果。⑤针刺顶部及背部正中线第一腰椎以上的腧穴，若进针角度、深度不当，易误伤延髓和脊髓，引起严重后果。针刺这些穴位至一定深度，若患者出现触电感向四肢或全身放散，应立即退针，忌捣针。

7. 操作结束后，应将针灸操作过程中的消毒棉球和废用针具放置在医用垃圾袋里，避免乱扔乱放。

（六）拔火罐

拔火罐法是以罐为工具，利用燃烧热力排除罐内空气形成负压，使罐吸附在皮肤穴位上，造成局部瘀血现象，以达到温通经络、祛风散寒、消肿止痛、吸毒排脓目的的一种技术操作。

罐的类型：玻璃罐、竹罐、陶罐。

点火方法：闪火法、贴棉法、投火法。

拔罐方法：①坐罐法，又名定罐法，适用于镇痛治疗。②闪罐法，多用于局部肌肤麻木、疼痛等。③走罐法，又称推罐法，多用于脊背、大腿等面积较大部位的酸痛麻木、风湿痹痛等。④刺血拔罐法，先用梅花针叩打，或用三棱针浅刺出血后，再行拔罐，留置5～10分钟。

用物准备：治疗盘、火罐（玻璃罐、竹罐、陶罐）、止血钳、95%酒精棉球、火柴、小口瓶等。

【操作流程】

1. 备齐用物，携至床旁，做好解释，核对医嘱。

2. 取合理体位，暴露拔罐部位，注意保暖。

3. 遵医嘱选择拔罐部位。

4. 一手持火罐，另一手持止血钳夹95%酒精棉球点燃，伸入罐内中下端，绕1～2周后迅速抽出，使罐内形成负压后并迅速扣至选定部位（穴位）

上，待火罐稳定后方可离开，防止火罐脱落，适时留罐，一般 10 分钟。

5. 拔罐过程中要随时观察火罐吸附情况和皮肤颜色（局部皮肤紫红色为度）。

6. 操作完毕，协助患者整理衣着，整理床单，安排舒适体位。

7. 清理用物，详细记录实施拔罐后的客观情况，并签名。

8. 一手夹持罐体，另一手拇指按压罐口皮肤，使空气进入罐内，即可起罐。

【注意事项】

1. 室温保持在 22～25℃，必要时用屏风遮挡患者。

2. 拔罐时应采取合理体位，选择肌肉较厚的部位；骨骼凹凸不平和毛发较多处不宜拔罐。

3. 操作前一定要检查罐口是否光滑，有无裂痕。

4. 防止烫伤。拔罐时动作要稳、准、快，起罐时切勿强拉。

5. 使用过的火罐，均应清洁消毒处理，擦干后备用。

6. 起罐后若局部出现小水疱，不必处理，一般可自行吸收。若水疱较大，消毒局部皮肤后，再用注射器吸出液体，保持干燥，必要时覆盖消毒敷料。

（七）针刀

针刀疗法是根据生物力学知识，集针刺与手术之优点，对软组织损伤、无菌性炎症和某些骨关节疾病进行治疗的一种方法。方法简单，痛苦小，见效快，花钱少为其优点。

【适应证】

1. 各种原因导致软组织粘连而出现四肢、躯干各处的顽固性痛点，外力损伤、累积损伤、病理损伤（包括风湿、疽、痛、疖切开排脓，或其他切开手术愈合后）所引起的粘连，可迅速缓解或消除疼痛。粘连面积越小，效果越好。

2. 滑囊炎，是指滑囊受急慢性损伤后闭锁，囊内压力增高，产生胀痛。胀大的滑囊压迫周围神经引起疼痛。这种病变常规方法难以奏效，用小针刀将滑囊切开数孔，往往可速见疗效。

3.各种腱鞘炎或韧带挛缩引起的疼痛，尤其是对狭窄性腱鞘炎、腕管综合征、跖管综合征有特效。

4.外伤性（非脑源性）肌痉挛、肌紧张。

5.骨化性肌炎初期（包括肌肉、韧带钙化）。

6.慢性肌肉韧带劳损引起的疼痛。

7.骨刺，因肌肉和韧带紧张、挛缩，而在附着点引起的骨刺。对腕、肘、肩、髋、膝、踝、跟骨处骨刺疗效明显。颈、胸、腰部骨刺不宜用针刀治疗。

8.骨干骨折畸形愈合。

【禁忌证】

1.发热、感染患者。

2.严重内脏病的发作期。

3.施术部位感染或肌肉坏死者。

4.施术部位有难以避开的重要血管、神经、内脏。

5.患血友病等出血倾向及凝血功能障碍者。

6.定性、定位诊断不明确者。

7.医生不熟悉病变处解剖，不掌握操作技术要领。

8.体格虚弱、高血压、糖尿病、冠心病患者慎用小针刀。

【进针方法】

1.定点　找准进针点，搞清病变层次和该处解剖关系。找痛点的方法有：①敏感的压痛点；②牵拉该处肌肉而引起的明显痛点；③使该处肌肉完成某一动作而引起的痛点。定点后标记、消毒。

2.定向　使针刀的刀口线与大血管、神经及肌纤维走向平行，若纤维方向不与神经血管平行，以神经、血管方向为准。

3.加压分离　右手拇食指捏住针柄，其余三指托住针体，稍加压力而不刺破皮肤，使进针点处形成一个凹陷，使刀口下的神经、血管分离到刀口两侧。

4.刺入　继续加压感到坚韧感时，说明刀口下组织已接近角质，稍加压即可刺透皮肤，刺到需要的深度，施行各种手术。

以上为治疗软组织疾病的进针四步规程。治疗骨干骨折畸形愈合，进针步骤相同。进针点根据 X 线、触诊确定骨折线中心，刀口线与骨折线平行。根据骨痂大小，可有几个进针点。

【注意事项】

1. 严格掌握适应证、禁忌证。

2. 防止晕针，尤其注意精神紧张的体弱者。

3. 严防血管、神经损伤。病变在较深部位，要以针感来判断刀刃所碰到的组织。若在组织间隙，患者无任何感觉；若碰到血管、刺到正常肌肉，患者诉痛；碰到神经，患者诉麻木、触电感。出现神经、血管的感觉时，应轻提针刀并稍移 1～2mm 再进针，达病变部位并出现酸胀感后，可施行手术。

4. 严防内脏损伤，如胸膜、肺、肝、肾、延髓等。

5. 防止感染，严格无菌操作。

三、韦氏特色手法与中药验方

（一）脊柱整治 36 法

韦贵康教授认为，只有运用正确的理论，将理论观点与临床实际结合起来，阐述脊柱相关疾病的发生、发展，并指导脊柱相关疾病的手法与中药内治法的治疗，才能收到良好的疗效。在实际的临床实践中，根据实际情况合理应用脊柱整治手法可有效缓解因气血不足、肝肾亏虚、脏腑功能失调，引起经脉、肌肉、筋膜、骨髓失荣而导致的脊柱疾病，可复位错位的关节和椎体，解除其对周围神经及其他软组织的压迫和刺激，打通椎旁微循环障碍，疏通经脉使气血畅通，改善局部循环，调顺肌肉组织，松解粘连，促进肌肉筋脉中的血液运行，使脊柱及督脉得以荣养，补益气血，激发与脊督相关的脏腑功能，改善组织器官的功能异常和肢体的活动和感觉异常。对颈椎的手法治疗，还可改善颈椎性血压异常，取得良好的疗效。

其中主要是脊柱整治 36 法，脊柱整治 36 法包括母法 18 法和子法 18 法，具体内容如下。

1. 母法 18 法　母法包括调骨 10 法和理筋 8 法。

(1) 调骨 10 法：单人旋转复位法，用于上颈段（图 3-1）；角度复位法，用于中颈段（图 3-2）；侧旋提推法，用于下颈段（图 3-3）；掌推法，用于中下段胸椎（图 3-4）；膝顶法，用于上段胸椎（图 3-5）；斜扳法，用于腰椎（图 3-6）；旋转复位法，用于腰椎旋移明显者（图 3-7）；单髋过屈复位法，用于骶髂关节前错位（图 3-8）；单髋过伸复位法，用于骶髂关节后错位（图 3-9）；侧卧挤压法（图 3-10），用于耻骨联合分离。

(2) 理筋 8 法：推散法（图 3-11）、活筋松解法（图 3-12）、理顺法（图 3-13）、拿筋法（图 3-14）、叩击法（图 3-15）、反射法（图 3-16）、传导法（图 3-17）和调理法（图 3-18）。

2. 子法 18 法　子法包括调骨 12 法和理筋 6 法

(1) 调骨 12 法：颈椎后伸勾拉法，用于钩椎关节错位；颈椎微屈前推法，用于颈曲变直；圆筒整复法，用于颈椎间隙狭窄；卧位提拉旋转法，用于不适宜坐位治疗者；颈椎悬位推按法，用于颈椎与胸椎交界处关节突关节

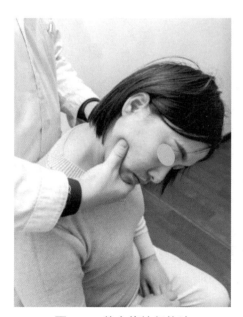

图 3-1　单人旋转复位法

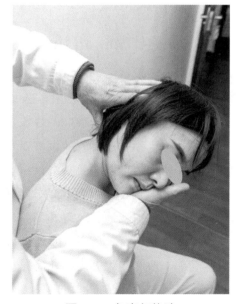

图 3-2　角度复位法

错位；加压提拉胸椎复位法，用于多发胸椎错位；动态推拉法，用于脊柱侧弯；摆腰法，用于椎间隙狭窄；端提悬击法，用于腰椎轻度向前滑脱；屈髋旋转复位法，用于骨盆前倾；颈椎牵引下整复法，用于颈椎多发病损；腰椎牵引下整复法，用于腰椎多发病损。

（2）理筋 6 法：鸣天鼓，用于耳鸣眩晕；弹捶，用于深部肌肉病损；理顺延伸法，依据病灶病理变化顺势推法；回推法，用于肌肉松弛、纤维撕裂；分筋法，用于肌纤维粘连；合筋法，用于肌纤维断裂。

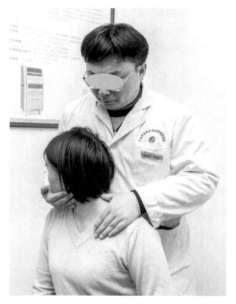

图 3-3　侧旋提推法

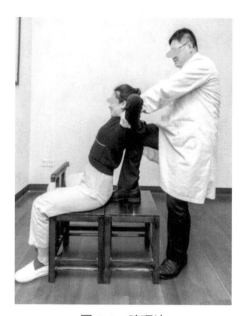

图 3-5　膝顶法

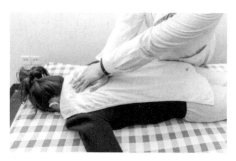

图 3-4　掌推法

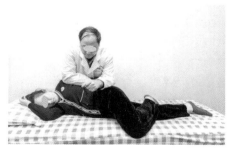

图 3-6　斜扳法

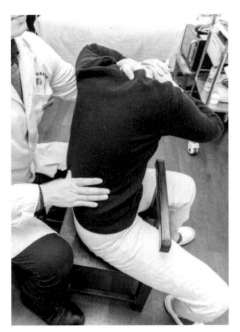

图 3-7　旋转复位法

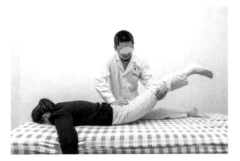

图 3-9　单髋过伸复位法

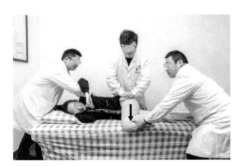

图 3-10　侧卧挤压法

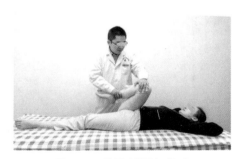

图 3-8　单髋过屈复位法

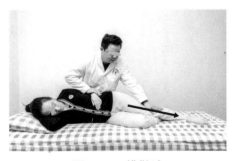

图 3-11　推散法

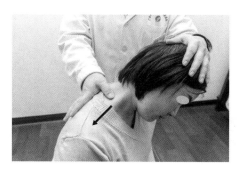

图 3-12　活筋松解法

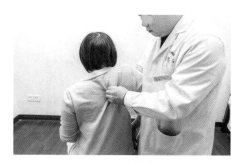

图 3-14　拿筋法

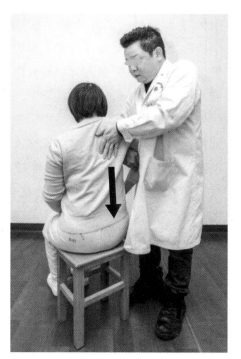

图 3-13　理顺法

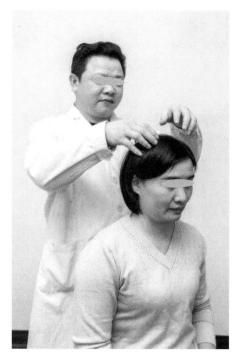

图 3-15　叩击法

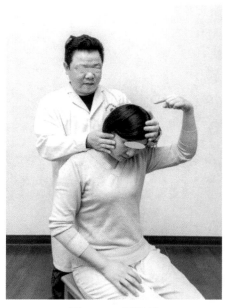

图 3-16　反射法

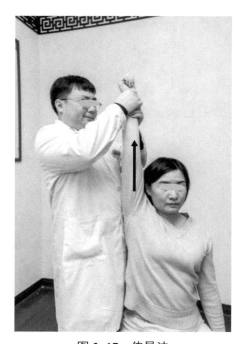

图 3-17　传导法

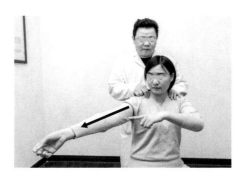

图 3-18　调理法

（二）经筋手法

四肢经筋病在现代生产生活中的发病率较高，在骨伤科疾病中所占比重较大，致病因素主要有外伤、劳损、感受风寒湿邪等，因姿势不良或身体过分扭曲旋转或遭受外力打（冲）击，抑或是由于慢性积累性损伤，或因内分泌改变或风寒湿邪的侵入。病理变化包括瘀血、错位、扭结、挛缩、寒湿内结、虚损等。

韦贵康教授在临床治疗中发现，以前在教科书中所学的一些四肢手法临床效果不太理想，于是根据人体经络系统的工作原理，探索创新了一套针对四肢的经筋手法。

四肢经筋，由十二经脉连属于肢体外周的筋膜和肌肉体系所组成，一般包括肌肉、肌腱、腱鞘、筋膜、韧带、神经、血管、关节囊、软骨、椎间盘、脊髓等。如许慎《说文解字》对于"经筋"的解释："经，织也；从糸，巠声。筋，肉之力也。从力，从肉，从竹。"《灵枢·经筋》首次提出"经筋"的概念，根据十二经脉的分布情况，全身筋肉体系分为十二个部分，称为"十二经筋"。《灵枢·经筋》认为十二经筋是有形有状有功能的组织，与十二经脉的其他部分一起组成人体的经络系统，十二经筋作为十二经络的连属部分，二者关系密切，其功能活动的正常维持有赖于十二经脉灌输气血濡养调节，同时其循行分布与十二经脉相应，使十二经脉在身体结构上的联络更趋稳定、完整。

韦贵康教授以顺生理反病理理论为指导，创立了经筋手法。《内经》中描述经筋具有"宗筋主束骨而利机关也""骨为干，脉为营，筋为刚，肉为墙"的功能，即经筋具有主司关节运动、约束骨骼及保护作用三大功能。外伤、内伤导致气血运行停滞于经筋，或痰浊瘀血阻滞经筋，或气血不足经筋失养，都可能出现经筋拘挛、转筋、抽搐等病理改变。

韦贵康认为手法是治疗经筋系统疾病的重要手段，不仅能纠正筋出槽、骨错缝，也能起到"骨正筋柔，气血以流"的作用。经筋手法有疏经通络，活血散瘀，消肿止痛，整复移位，宣通散结，剥离粘连，扶正祛邪，防治痿废的作用。适用于经筋性疾病、功能性疾病合并经筋病者、器质病变合并伤筋者、免疫性疾病、外感性疾病、症状性疾病等。但韦贵康也认为过度手法、生硬扳法等操作失误不仅解决不了原有经筋疾病，反而增添新的经筋病理损伤，甚至因操作过长或过频也会损害经筋，并提出了"经筋疲劳"的观点，与内经中"久行伤筋"的观点是一致的。此外，韦贵康在中医整体观念及辨证施治理论指导下，整合伤症三联概念与方法，被称为"三联治法"，其中重要部分就是"三联手法"，即在调骨与理筋手法的基础上加对症手法，此治法的临床疗效显著。

随着现代医学的发展，众多高精医疗设备的应用，对四肢经筋病的研究有了较大的促进，尤其是在诊断与鉴别诊断方面，其诊断准确率的提高既推动了中医现代化的发展，又减少了漏诊与误诊，降低了医疗纠纷或医疗事故的发生。

经筋疗法，即中医经筋学理论叙述的经筋病症的治疗方法，由于经筋是经络的连属部分，故经筋疗法的实质是在经脉疗法领域开发的一种新疗法。

经筋疗法沉寂千年又重返临床，使我国传统医学的针灸疗法和经筋疗法形成了"华叶递荣"的新格局。经筋疗法主要来源于经筋学理论，故仍以"经筋"命名。据资料报道，近几十年经筋病的治疗多采用手法、针灸、拔罐、刮痧、中药内外用等，均收到满意效果。

手法原则：祛瘀、散结、解痉、复正、补虚和扶正祛邪。

常用手法有五种，具体如下。

(1) 推散法：用于瘀证，如痛、紫、肿等患者。操作要点：医者拇指或掌根置于患者局部，与患者肢体成锐角，从远端向近端稍用力推按，一般操作3～5次，力度以患者能耐受为度。

(2) 松解法：用于关节粘连、筋结肌痉挛等患者。操作要点：医者拇指置于患者局部，稍用力按并用指端拨动粘连、筋结，一般操作3～5次，力度以患者能耐受为度。

(3) 理顺法：用于气血阻滞、经筋紊乱、肠道功能紊乱、虚证等患者。操作要点：医者手指或掌臂置于患者局部，按照肌纤维走行，或顺经筋走行、胃肠道功能走行的方向，推按理顺，一般操作3～5次，手法宜轻缓柔和。

(4) 传导法：用于经筋传导功能障碍的患者。操作要点：医者拇指置于患者局部，按照经络走行方向用力推按，一般操作3～5次，力度以患者能耐受为度，疗效以经线上出现得气感为佳。

(5) 整复法：用于骨错缝、筋脱槽的患者。操作要点：医者于患者局部通过用牵拉、伸屈、旋转等方法使错缝复正，不可暴力操作。

选用上述手法，每天或两天治疗1次，7～10次为1个疗程，一般治疗1～2个疗程。注意避免暴力操作。

（三）韦氏中药验方

中药治疗是脊柱相关疾病与四肢关节疾病的重要治疗方法之一。人体是一个有机的整体，是以五脏为核心，通过经络内连六腑外络肢节、百骸、皮肤毛发、五官九窍，气血灌注其中。人体的各个部分都不是孤立的，和其他部位一样，都是生命有机整体的一部分，在生理上相互协调，相互为用，在病理上也必然相互影响。脊柱是人体肢节、百骸的一部分，脊柱和四肢关节相关疾病与人体的脏腑、经络、气血功能失司有着密切的联系。因此，药物治疗应在中医整体观念和辨证施治的学术思想指导下，在八纲、气血、脏腑、六经辨证的基础上，制定相应的治疗法则，选择对症且行之有效的治疗方药，内外兼调，进行治疗。中药的辨证施治对相当一部分软组织损伤及其他骨伤科疾病有良好的疗效。有些伤病，如局部瘀滞肿胀、疼痛，机体营养障碍或合并有明显全身症状等，可作为主要的治疗措施。有些伤病，如解剖移位，组织粘连、机化等可作为辅助治疗措施。

1. 通窍活血汤

药物组成：川芎 12g，赤芍 12g，桃仁 12g，生姜 3 片，红枣 5 枚，老葱 9g，麝香（冲服）0.3g。

功效：清心开闭，祛邪解毒。

主治病症：各种外伤引起的闭证。症见病邪炽盛，神志不清或烦躁不安，面颧潮红，二便不通，汗出不扬，两手握固，脉弦细或弦数有力，舌质红绛，苔灰黄，血压偏高或正常等。多见于脑震荡或脑挫伤、毒血症、脂肪栓塞综合征等。

用法：水煎服，每日 1 剂，早晚分服。

加减运用：加石菖蒲、钩藤、金银花、蝉蜕、泽泻等。

方义分析：川芎气味雄烈，辛香走窜，性最疏通，虽入血分，但能调气止风；桃仁专攻瘀血，有泻无补，散结血，活瘀血；生姜辛走，开郁散气，健脾助胃；老葱辛通，善通阳气，上下内外，阳气无所不至；麝香气味悍烈，内透骨髓，外彻皮毛，为开窍醒神之要药；赤芍不仅功助活血，且清热凉血，以缓温热之偏；红枣甘温补中，与生姜合用能调理脾胃，促进药力吸收，以奏速效。诸药合效，共有清心开闭，祛邪解毒之功。

2. 解痉散瘀汤

药物组成：丹参 15g，白芍 12g，赤芍 12g，地龙 6g，豨莶草 12g，牛膝 12g，归尾 12g，桃仁 9g，两面针 12g，甘草 6g。

功效：活血通经，解痉散瘀。

主治病症：外伤或劳损所致的局部拘急瘀肿疼痛，颈肩腰痛，关节痛，外伤血栓性静脉炎，证属瘀滞型者。

用法：水煎服，每日 1 剂，重者可每日服 2 剂。

加减运用：局部疼痛较剧者加乳香6g，没药6g；头痛加白芷12g；背痛加葛根12g；肩痛加姜黄12g；胸痛加柴胡9g；腰痛加杜仲12g。

方义分析：外伤、劳损临床上以瘀血阻滞多见，瘀停于内，经气不畅，肌肉失荣而痉，故以活血通经，解痉散瘀之法治之。本方以丹参、赤芍、归尾、桃仁通行上中下三焦，助行血力以散瘀，即"血不活则瘀不祛"，其中丹参有"一味丹参，功类四物"之说，取之兼调和气血，使之行而不破，散中有收。以白芍、地龙、牛膝、甘草解痉缓急止痛，配两面针、豨莶草消肿止痛。全方合用，旨在治本为主，同时治标，具有活血散瘀、解痉止痛之功。

3. 脊髓康

药物组成：鹿角胶（另煎）12g，炮穿山甲（代）3g，土鳖虫6g，红花6g，川芎12g，黄芪20g，补骨脂12g，鸡内金9g，丹参15g，麝香（冲服）0.5g。

功效：补肾活血，通经逐瘀。

主治病症：脊髓型颈椎病。

用法：水煎服，每日1剂，早晚分服。

方义分析：脊柱为督脉所系，督脉为诸阳之会，总督一身之阳，一旦劳伤受损，必伤及手足三阳经，经络不通，出现肢体麻木不用，不能活动。脊髓型颈椎病病程长，预后差，久病多痰多瘀，阳气闭郁，兼耗气血，阴阳俱损，不荣筋节，治疗当以开阳通闭，温阳活络，破痰逐瘀，方可鼓舞气血，以达四肢。脊髓康方中的鹿角胶、补骨脂有补肾作用，均能生精补髓，壮火益土；黄芪味清气浮，振奋元阳，有补气作用；丹参、红花、土鳖虫、川芎化瘀活血，功专走窜；鸡内金化坚消积，加上穿透力较强的炮穿山甲（代）、麝香，使药深达病所而奏效。

4. 痛安汤

药物组成：两面针12g，白芍15g，煅龙骨（先煎）30g，甘草5g，丹参30g，田七9g，降香12g。

功效：活血祛瘀，止痛消炎。

主治病症：各种气滞血瘀，瘀血化热筋伤，骨伤疾病，如腰椎间盘突出症、急性腰扭伤、骨折后遗症、颈椎病等。

用法：水煎服，每日 1 剂，早晚分服。

加减运用：如瘀肿甚加红花 6g，白花蛇舌草 12g；眩晕甚加钩藤 12g，天麻 12g；四肢痿软无力加鹿角胶（另烊）12g。

方义分析：龙骨甘涩，逐邪涤痰，入肝破结，凡郁血败血，皆肝经之血积；丹参降而下行，专入血分，并有凉血清心之力，热而血滞者尤擅；白芍亦入肝经，化阴补血，补敛肝脏精血，养和经脉营卫；两面针辛温，祛风通络，现代药理示有抑制细菌生长的作用；田七，古称"南人军中金疮要药"，化瘀止血之功极强，止血不留瘀，活血兼止痛；降香活血化瘀；甘草调和诸药。

5. 骨坚散

药物组成：花旗参（西洋参）100g，鹿茸 100g，肉苁蓉 200g，三七 100g，千斤拔 200g，陈皮 100g，山茱萸 100g，豆豉姜 200g。

功效：补肾通督，强筋强骨，活血祛瘀。

主治病症：肝肾不足，瘀血化热筋伤，骨伤疾病，如股骨头坏死、腰椎间盘突出症、骨折后遗症、颈椎病等。

用法：上药粉碎成末，蜜制成丸，每丸 1.5g，每次 3～5 丸，每日 2～3 次。

加减运用：如瘀肿甚加桃仁 10g，红花 12g，当归 10g；眩晕甚加钩藤 12g，天麻 12g；四肢痿软无力加杜仲 10g，牛膝 12g；关节疼痛较甚者加防风 12g，独活 10g。

方义分析：骨坚散中鹿茸味甘咸，药性温和，归肝、肾经，可补养督脉，温助肾阳，益精生髓，强壮筋骨，是补督脉的要药。肉苁蓉可补益肾精，温暖下元，强壮腰膝，可用于治疗虚损。鹿茸强壮筋骨，西洋参扶正补气，当正气充足时则邪气退，正气充足则百病不侵；三七止血散瘀，消肿定痛；千斤拔味甘涩，性平，可祛风利湿，强筋壮骨，活血解毒，共为臣药。细辛味辛，药性温和，归心、肺和肾经，可祛风散寒，行水开窍，解毒利尿，镇痛；豆豉姜味辛，药性温，无毒，可祛风湿，理气止痛，此二味药为佐药。陈皮等药为使药。全方补肾通督，强筋健骨，活血祛瘀，理气止痛，祛风解毒。

下篇 各 论

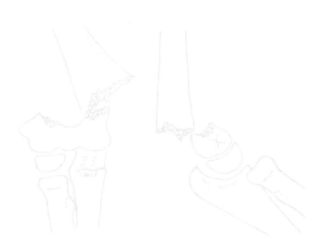

第 4 章
颈部常见病损

一、落枕

【概述】

落枕，又称失枕，多因睡眠姿势不良，以睡起后颈部肌肉强直、酸胀、疼痛，甚至转动失灵为主要症状，轻者4～5日自愈，重者疼痛可向头部及上肢放射，数周不愈。多发于冬春两季，现在由于空调的使用，夏季也不少见。

【病因病机】

落枕多因睡觉时姿势不良，头颈过度偏转，或枕头过高、过低、过硬，或长期伏案工作，局部肌肉长时间处于紧张状态，持续牵拉而发生静力性损伤。

汗出当风，盛夏贪凉，或夜卧受寒，或久居寒湿之处，风寒外邪阻于项背部，气血凝滞，经络痹阻，僵硬疼痛，功能障碍。

【临床表现与诊断】

1. 症状与体征 常在醒后出现颈部疼痛，严重时疼痛可向肩背部放射，活动时加剧。主要表现为头部被迫固定于强制体位，颈部歪斜，头歪向患侧，颈项不能自由旋转后仰，旋头时常需与上身同时转动，以腰部代偿颈部的旋转活动。颈项受损肌肉可因痉挛而紧张，触之如条索状，并有明显压痛。

2. X 线检查 由于肌肉痉挛、头颈部歪斜，颈椎 X 线侧位片可见脊柱颈段生理弧度变直，甚或反张成角。张口位可伴有寰枢关节半脱位。

3. 鉴别诊断 儿童发现有头颈部突然歪斜，不能轻易诊断为落枕，应考虑是否有特发性寰枢关节半脱位或颈部其他疾病。

【治疗】

1. 手法治疗　推拿对落枕的治疗原则是舒筋活血，温通经络。

手法：滚、一指禅推、拿、弹拨、摇、按、揉、擦法。

取穴：风府、风池、风门、肩井、天宗。

操作：患者取坐位。用轻柔的滚法、一指禅推法在患侧颈项部及肩部往返治疗，并配合以头部缓慢的前屈、后伸及左右旋转活动；用拿法提拿颈项和肩部，或弹拨紧张的肌肉及在头部活动时所暴露出的疼痛点。

患者取坐位。在患者主动放松颈部的情况下，用摇法使患者颈项作轻缓的旋转，在摇动数次后，当摇到患者的颈部微向前屈并向患侧旋转时，顺势向患侧作一个有限度的加大旋转幅度的扳法，手法要轻快而稳妥，且不可突发暴力而盲动，否则有导致医源性损伤的不良后果。

患者取坐位。用按、揉、拿法，选取风府、风池、风门、肩井、天宗穴，手法由轻而重，并用拿法于颈脊柱两侧筋肉，用擦法于项部，以透热为度。

2. 药物治疗

(1) 内服药：治宜疏风散寒，舒筋活血，可用羌活胜湿汤、蠲痹汤、葛根汤，也可配合口服消炎镇痛的西药，如吲哚美辛、布洛芬等。

(2) 外用药：外用麝香追风止痛膏、风湿跌打膏等。

3. 功能锻炼　做头颈部的俯仰旋转活动，以舒筋活络，增强颈部肌肉力量。

4. 其他疗法

(1) 针灸疗法：取后溪、悬钟、落枕、阿是穴等，留针 20 分钟，可加艾灸。

(2) 中药熨烫、理疗或颈托牵引等。

【预防与调理】

1. 避免不良的睡眠姿势，睡枕不宜过高、过低或过硬，不过度扭转颈部。

2. 睡眠时局部保暖，避风寒。

3. 防止过分劳累，饮食宜温热，不宜过食生冷和贪凉，忌在空调出风口下睡觉。

4.落枕后应尽量保持头部于正常位置，不强力活动颈部。

二、颈椎病

【概述】

颈椎病是颈椎综合征的简称，是指增生性颈椎炎、颈椎间盘突出，以及颈椎间关节和韧带等组织的退行性病变刺激和压迫颈神经根、脊髓、椎动脉和颈部交感神经等，而出现的一组症候群。

【病因病机】

1.劳损、外伤、情志不遂及年老体弱等因素，导致正气虚损，抗病能力减弱，筋脉失养。

2.外邪乘虚侵入肌体，络脉痹阻，筋脉失养。

3.迁延日久，损伤肝肾，骨痿筋伤。

【临床表现与诊断】

1.症状与体征　颈椎病最常见的症状是疼痛，多数表现为酸痛胀痛，位置主要在项部、肩部平台、肩胛骨上、肩胛骨内外侧等。

麻木也是颈椎病的常见症状，主要表现在手指和前臂，多为部分手指麻木，很少出现全部手指麻木。

除此之外，还常表现为头部和五官异常，主要原因可能是这些部位的血液经由椎动脉供应。头部：颈椎病引起的头痛最常发生在前额或者眶上，有时也发生在两侧颞部或枕部，多表现为闷痛或胀痛，有时可表现为束带感，好像有带子束住脑袋一样。颈椎病还能引起眩晕，最具典型性的是位置性眩晕。眩晕的程度随着颈椎活动的不同位置而不同，而且会因为得到有效的治疗而消失。视物模糊、视力减退、飞蚊症也是颈椎病常见的症状。当治疗得当时，眼睛模糊的症状可马上消失。耳鸣、听力下降或重听，其引发的耳鸣大多数单侧发作，时轻时重。

2.体格检查

(1)椎间孔挤压试验（压顶试验）：令患者头偏向患侧，检查者左手掌放于患者头顶部、右手握拳轻叩左手背，则出现肢体放射性痛或麻木，表示力量向下传递到椎间孔变小，有根性损害；对根性疼痛严重者，检查者用双手重叠放于头顶加压，即可诱发或加剧症状。当患者头部处于中立位或后伸位时出现加压试验阳性称之为 Jackson 压头试验阳性。

(2) 臂丛牵拉试验：患者低头，检查者一手扶患者头颈部，另一手握患肢腕部，作相反方向推拉，看患者是否感到放射痛或麻木，称为 Eaten 试验。牵拉的同时再迫使患肢做内旋动作，则称为 Eaten 加强试验。

3. X 线检查　观察有无寰枢关节脱位；钩椎关节及椎间隙有无增宽或变窄；颈椎发直、生理前突消失或反弓；项韧带钙化是颈椎病的典型病变之一。必要时可转上级医院行 CT、磁共振检查。

4. 鉴别诊断　颈型颈椎病需颈肩肌筋膜炎、肩周炎、项韧带炎、枕神经痛等非骨源性疾病鉴别。

神经根型颈椎病应与臂丛神经受损、肩周炎、胸廓出口综合征、神经根炎等鉴别。

椎动脉型颈椎病应与其他原因引起的椎基底动脉供血不足鉴别，如椎动脉粥样硬化和发育异常等。椎动脉造影是最可靠的鉴别方法。

交感神经型颈椎病应与冠状动脉供血不足、神经官能症、更年期综合征、其他原因所致的眩晕相鉴别。

脊髓型颈椎病应与肌萎缩性侧索硬化症、脊髓空洞症、多发性神经炎等相鉴别。

【治疗】

1. 手法治疗　颈椎病病因复杂，临床症状和体征也不尽相同，病情长短不一，病情轻重不同，治疗上要根据患者的年龄、病因和病情的轻重缓急进行辨证施治。

(1) 理筋手法：常用指压方法为揉法；主要取韦氏奇穴的耳后（双穴）、颈前（双穴）、颈侧（双穴）等穴位进行按揉；双上肢有症状时也可辨证后加用四肢奇穴来治疗。

(2) 常用调骨手法：纠正颈椎的解剖位移，应用旋转复位手法予以复位。常用的手法有：①单人旋转复位法。以 C_1 横突偏右为例，患者取矮端坐位，操作时医者站于患者背后，左手拇指触到并固定偏移的横突，其余四指置于患者右侧颞部，右手扶持左面部。此时患者颈部保持前屈35°，左偏35°，右偏旋转45°，医者在右手快速向右上方旋转的瞬间，左手拇指将横突轻推向患者左侧，拇指指腹感到有轻度移动，亦可听到"喀"的一声，再触之平复或改善，操作完成。此法多用于上颈段。②角度复位法。以 C_4 棘突右偏为例，患者取矮端坐位，医者站于患者背后，左手拇指触到并固定偏移的棘突，右手拇指与其余四指使颈略前屈相对置于下颌部。此时以 C_4 棘突为中心使颈椎左侧屈30°，医者左手拇指稍用力向左下推按，同时右手将患者颈部快速向上方旋转，拇指下自觉有轻度移动，亦可听到"喀"的一声，复触之有平复或改善，操作完成。此法多用于中颈段。③侧旋提推法。以 C_6 棘突偏右为例，患者取矮端坐位，医者站于患者背后，右手拇指触及并固定 C_6 棘突，左手扶持患者下颌，颈部稍前屈位，使头向左侧转45°。此时医者右手拇指迅速向左轻推，同时左手向上轻提牵，拇指下自觉有轻移动感，常可听到"喀"的一声，复触之平复或改善，操作完成。此法多用于下颈段。

(3) 对症手法：如分理点按法，在复位手法前后做椎旁压痛点、耳后穴、颈侧穴、颈前穴、颈根、锁骨上等部位和穴位的分理点按。

2. 药物治疗

(1) 内服药：治宜疏风散寒，舒筋活血，可用羌活胜湿汤、蠲痹汤、葛根汤，也可配合口服消炎镇痛西药，如吲哚美辛、布洛芬等。

(2) 外用药：外用麝香追风止痛膏、风湿跌打膏等。

3. 功能锻炼　做头颈部的俯仰旋转活动，以舒筋活络，增强颈部肌肉力量。

4. 其他疗法

(1) 针灸疗法：取后溪、悬钟、落枕、阿是穴等，留针20分钟，可加艾灸。

(2) 中药熨烫、理疗或颈托牵引等。

【预防与调理】

1. 防止颈部外伤，一旦有外伤，应及时治疗，避免留下隐患继发眩晕。

2. 不宜长时间让颈部在强迫体位下工作，睡枕不宜过高；应加强颈部各项活动的功能锻炼，宜多做头部后伸位左右旋转运动（又称"犀牛望月"）。

3. 冬天要注意颈部保暖，防止颈部受凉，颈部出汗多时不宜过度吹风或洗冷水澡等。

4. 如有颈椎病的早期表现，应及时治疗，避免病情发展。

三、儿童斜颈

【概述】

儿童斜颈，又称小儿肌性斜颈、先天性斜颈或原发性斜颈，是以患儿头向患侧倾斜，颜面旋向健侧为特征的疾病。绝大多数因胸锁乳突肌纤维挛缩而形成。

【病因病机】

多因胎儿在子宫内头部向一侧偏斜，使一侧胸锁乳突肌血液循环受到阻碍，引起该肌缺血性改变所致；或分娩时一侧胸锁乳突肌受产道挤压，使该肌受伤而出血，因血肿机化形成挛缩；也可因分娩时胎儿头位不正，阻碍血液供应，导致胸锁乳突肌缺血性变化，肌纤维水肿、坏死及继发性纤维增生，最后引起肌肉痉挛而造成肌性斜颈。

【临床表现与诊断】

1. 症状与体征

(1) 患儿出生后，或出生一至两周内，在颈部一侧出现椭圆形或条索状肿块，多数位于胸锁乳突肌起点，底部可有轻度移动。以后肿块逐渐挛缩紧张，硬度增高，头部歪斜也日渐明显。

(2) 颈部功能活动受限，患儿头部向患侧歪斜，面部向健侧旋转。

(3) 随着时间的推移，患侧颜面部的发育会受到影响，同时健侧面部也相应产生适应性改变，而使颜面部大小不对称。

(4) 晚期一般均伴有代偿性胸椎侧弯。

2. X 线检查　早期颈椎无骨关节改变，晚期可出现颈椎侧弯、楔状畸形或旋转畸形。

3. 鉴别诊断

(1) 骨性斜颈：系颈椎先天性发育异常所致，X 线检查示颈椎骨先天性畸形。

(2) 颈椎结核：因结核病变致颈部疼痛和肌肉痉挛，但无胸锁乳突肌挛缩。颈项活动使疼痛加剧，X 线检查示椎体骨性破坏和椎前脓肿。

(3) 颈椎自发性半脱位：有咽部或颈部软组织感染病史，其后发生斜颈，儿童、成人均可发病。颈部活动受限，伴有疼痛。X 线正位张口摄片显示寰枢椎半脱位。

【治疗】

1. 手法治疗 儿童斜颈的手法治疗原则是舒筋缓急，行气活血，松解粘连，软坚散结。

取穴：风池、肩井。

操作：揉颈、捏颈、弹拨、引颈。

(1) 揉颈：患儿取仰卧位，医者位于患儿患侧，用一手托扶患儿项部使其后伸，另一手用拇指揉法自胸锁乳突肌的乳突部，自上而下沿其轮廓反复揉动，并在肿块周围加重揉动的力量，操作时间约 5 分钟，以调和气血，舒筋缓急。

(2) 捏颈：用一手拇、食、中三指捏法于患侧胸锁乳突肌，重点在肿块部位，用力要深达肌层，犹如将肿块捏瘪、挤散一样，操作时间约 5 分钟，以散瘀消肿。手法不宜过重，并需与揉法交替进行，以避免因疼痛而致患儿哭叫。

(3) 弹拨：医患体位不变，医者用一手拇指和食、中指对置在肿块两侧，先用力进行左右拨动，再将肿块拿起后又迅速放下，反复操作 3～5 次，以伸展筋肉，松解粘连。

(4) 引颈：医患体位不变，医者用手扶住患侧肩部，用另一手扶住患儿头顶，使患儿头部渐渐向健侧肩部倾斜。反复操作 10 余次，使患侧胸锁乳突肌得以牵伸，以纠正畸形。

最后揉捏患侧斜方肌，以缓解斜方肌反射性肌紧张，并配合按揉风池、肩井结束操作。

2. 其他疗法

(1) 针灸疗法：取完骨、天鼎、扶突、天窗、水突、气舍、后溪、合谷、足三里、外关、昆仑，可加艾灸。

(2) 小针刀治疗、中药熨烫、理疗等。

(3) 保守治疗无效可转上级医院行手术矫形。

第5章
胸椎常见病损

一、胸背筋膜炎

【概述】

胸背筋膜炎，又称胸背肌筋膜炎，是临床常见病、多发病，指背部连接覆盖肌肉的组织发生炎症。背肌筋膜炎是由于背肌和筋膜的急慢性损伤，使二者之间产生无菌性炎症造成组织间水肿、渗出，久之形成粘连及纤维性变，引起背部疼痛、活动受限的一种疾病。

【病因病机】

本病多因长期伏案工作、单上肢运动，或肩背重物导致经筋受损、瘀血内积，或肝肾亏虚，或外部邪毒侵犯，而使胸背部脉络闭塞不通所致。

【临床表现与诊断】

1. 症状与体征 患者初起感胸背不适，麻痹胀感，逐渐出现疼痛，有时牵涉胸痛、胁痛；一侧上肢运动时，背痛加重。

2. 诊断

(1) 由胸背部损伤或超负荷所引起，有外伤后治疗不当、劳损或外感风寒等病史。

(2) 多发于老年人，好发于两肩胛之间，尤以体力劳动者多见。

(3) 背部酸痛，肌肉僵硬发板，有沉重感，疼痛常与天气变化有关，阴雨天及劳累后可使症状加重。

(4) 背部有固定压痛点或压痛较为广泛。背部肌肉僵硬，沿竖脊肌行走方向常可触到条索状的改变，腰背功能活动大多正常。

(5) 影像学诊断未发现胸椎及心肺病变。

3. 鉴别诊断

(1) 胸肋软骨炎：指第 7～10 肋胸廓前缘组成的肋软骨，因慢性损伤性炎症、疼痛，局部有明显压痛。

(2) 背部扭挫伤：有明确外伤史，病程短，局部无结节。而背肌筋膜炎虽也可由外伤引起，但病程较长，背部常可找到激痛点。

【治疗】

1. 手法治疗　①用擦法结合揉法、推法、按法等在背部肌肉根据纤维走向行手法放松，约 10 分钟。②以肘尖结合拇指的形式点压并按揉肺俞、天宗、肩井、阿是穴等，紧接着用弹拨手法在竖脊肌进行手法操作，最后重点按揉、弹拨阿是穴及肌肉紧张部位，操作约 10 分钟。③用大鱼际或肘部尺侧以揉法在膀胱经循行所经过的腰背部肌肉进行操作，接着施予掌推法在上述肌肉行手法操作，后采用擦法在背部进行横擦手法操作，以皮肤有透热感为度，操作时间为 3～5 分钟。

2. 中药治疗

(1) 中药汤剂治疗：①风寒湿毒型：症见背部板滞，颈项、肩部牵拉性疼痛，甚者痛引上臂，伴恶寒怕冷，舌淡苔白，脉弦紧；治以祛风散寒，除湿通络，方用麻黄附子细辛汤。②气血凝滞型：症见晨起背部板匝刺痛，活动后减轻，舌暗苔少，脉涩；治以行气活血，化瘀通络，方用桃红四物汤。③气血亏虚型：症见肩背隐痛，时轻时重，劳累后加剧，休息后缓解，舌淡苔少，脉细弱。治以补气血，养肝肾，方用健步虎潜丸。

(2) 中医外治法：外贴伤湿止痛膏、跌打膏、追风膏等。

3. 西药治疗　症状严重者可使用地塞米松 10～20mg 加入 5% 葡萄糖注射液 500ml 中静脉滴注 3～7 天，以缓解症状。或取激痛点和压痛敏感部位，以醋酸泼尼松龙 12.5～25mg 加 2% 利多卡因 2～4ml，做痛点及其周围组织浸润注射。

4. 其他疗法　刺络拔罐法：患者取俯卧位，暴露病变部位，用 75% 酒精消毒，用消毒的皮肤针在病变局部反复叩刺，力度以患者能耐受为度。待患处出现均匀微小的出血点时，迅速在此处用大号或中号火罐拔罐，留罐 5～10 分钟，拔出适量血液，将皮肤血迹擦净，隔日 1 次，5 次为 1 个疗程。

【预防与调理】

避免背部外伤及受凉；纠正不良姿势，避免长期持续伏案、单上肢运动或肩背重物等工作；加强背部活动，增强背部肌肉力量。

二、胸椎小关节紊乱

【概述】

在劳损、退变或外力作用下，胸椎小关节发生损伤或解剖移位，使局部软组织产生急慢性炎症反应，刺激或压迫周围肋间神经、交感神经纤维，而引起相应部位肋间神经和脏器的症状，称之为胸椎小关节紊乱。

【病因病机】

胸椎因外伤致小关节紊乱，不仅会引起椎旁软组织损害，还会影响胸脊神经和胸交感神经。胸交感神经纤维随着相应的脊神经通过椎间孔，椎旁的交感神经附着于肋骨小头附近，胸椎小关节的急慢性损伤引起椎旁软组织水肿、炎症、出血以致钙化。脊神经与交感神经受椎间孔骨性狭窄和椎旁软组织炎症的刺激、压迫、粘连及牵拉，从而引起脊神经和交感神经的继发性损害。

脊神经受损，其相应支配组织的感觉、运动功能将发生障碍；交感神经受损后，其支配区的血管运动、汗腺分泌及相应器官的功能将出现紊乱。

【临床表现与诊断】

1. 症状与体征

(1) 脊神经根型中小关节位移较轻者，表现为背部局限性疼痛不适，局部压痛。小关节位移较重者，表现为肋间神经痛，季肋部疼痛不适，胸闷，胸部有压迫感和堵塞感，受损神经相应支配区的感觉和运动功能障碍。

(2) 交感神经型是胸交感神经受刺激或压迫，可引起相应内脏自主神经功能紊乱。临床表现为：①受损交感神经支配区出现特异性疼痛综合征，血管运动、汗腺分泌及其他分泌功能紊乱。②内脏神经支配功能紊乱出现内脏活动障碍，表现为心律失常，呼吸不畅，胃脘胀满疼痛，食欲不振，腹胀，胃肠蠕动无力或蠕动亢进等。

(3) 受损胸椎棘突有压痛、叩痛和椎旁压痛。

(4) 棘突偏离后正中线，也有棘突突起或凹陷。根据椎体之间的相互关系可分为以下 6 种错位，有利于治疗手法复位。①前后滑移式错位，棘突前凹或后突。②左右旋转式错位，上下棘突偏歪方向相反。③侧弯侧摆式错位，棘突单个或系列向左或向右偏移。④前倾式错位，相邻棘突间隙前窄后宽。⑤后仰式错位，相邻棘突间隙前宽后窄。⑥混合式错位，两种或两种以上错位并见。

(5) 椎旁可触及痛性结节或条索状物。

2. 鉴别诊断

(1) 肋间神经痛：疼痛沿肋间神经分布区出现，疼痛性质为针刺样、刀割样，疼痛表现为走窜，时发时止，伴有胸部挫伤者多见。

(2) 胸椎结核：本病与胸椎小关节紊乱均可出现背痛胸痛，本病在背部可见寒性脓肿，X 线检查可见骨质破坏。

(3) 胸椎肿瘤：早期疼痛与胸椎小关节紊乱有相似之处，但本病疼痛较重且呈持续性加重。CT、磁共振检查有助于鉴别诊断。

(4) 胸椎骨折：X 线检查或 CT、磁共振检查即可确诊。

【治疗】

1. 手法治疗

(1) 理筋手法：患者取俯卧位，根据足太阳经筋走行，用指、肘法（点、揉、按、摩、分筋、理筋等手法）按足太阳经筋线的走向从胸到腰进行全线松筋解结，重点推按冈上肌筋结、肩胛提肌筋结、夹脊筋结等，要求手法刚柔相济，气到病所。

(2) 正骨手法：①对抗复位法。患者取坐位，医者立于患者身后，令患者两手交叉扣住置于项部，然后两手从患者腋部伸入其上臂之前、前臂之后，并担任其前臂下段，同时用一柱状圆枕顶住患者胸椎，嘱患者身体略向前倾，医者两手下压，两小臂向后上方抬起，常可听到"喀喀"声响，提示复位成功。②胸椎定点旋转复位法。患者端坐挺胸，医者一手拇指置于患椎棘突旁偏歪侧，另一手通过患者一侧腋下跨越颈后部，以虎口抓住对侧肩部，双手协调自相反方向用力，使脊柱旋转。拇指下有滑动感或有"喀喀"的响声，复位告毕。旋转双侧交替进行，一般先向患侧旋转，但拇指放置部位不变。

2. 药物治疗 疼痛较重者可口服双氯芬酸钠缓释片，每天 75mg。

3. 其他疗法 针刺疗法：患者取俯卧位，暴露病变部位，用 75% 酒精消毒施术部位皮肤。取穴可分为两组，第一组取与病变部位相同节段内的背部膀胱经穴，第二组取阿是穴 2～5 个。每天针刺 1～2 次，每次留针 20 分钟。

【预防与调理】

复位后 2～3 周内避免较重的体力活动，以预防复发形成慢性损伤。平日应注意保暖，避风寒。加强肩背、胸背肌肉的锻炼，锻炼方法可采用弹簧拉力器做扩胸动作，运动量应遵循由小到大、逐步增加的原则。

三、老年性骨质疏松症

【概述】

骨质疏松症是一种以骨量减低、骨组织微结构损坏，导致骨脆性增加、易发生骨折为特征的全身性骨病。骨质疏松症随着年龄增长发病率增高。研究表明，2016 年中国 60 岁以上的老年人患病率为 36%，其中男性为 42%，女性为 58%，这说明骨质疏松症已成为我国面临的重要公共卫生问题。

【病因病机】

老年性骨质疏松的发病因素和发病机制是多方面的，增龄造成的器官功能减退是主要因素。内分泌因素方面，女性患者是雌激素缺乏造成骨质疏松，男性则为性功能减退致睾酮水平下降引起。由于男性峰值骨量高于女性，出现骨丢失的年龄迟于女性，且男性雄激素水平的下降呈渐进式，而非女性绝经后雌激素水平的断崖式下降，故老年男性骨丢失的量与速度都低于老年女性，老年男性骨质疏松的程度轻于女性。

除内分泌因素外，多种细胞因子也影响骨代谢，降低成骨活性。钙和维生素 D 的摄入不足，皮肤中维生素 D 原向维生素 D 的转化不足，肾功能减退，维生素 D 的羟化不足；骨髓间充质干细胞成骨分化能力下降；肌肉衰退，对骨骼的应力刺激减少，对骨代谢调节障碍。凡此种种都影响骨代谢，使得成骨不足，破骨有余，骨丢失，骨结构损害，形成骨质疏松。综上，老年人往往是多器官疾病共存，这些疾病及相关的治疗药物，都可能引起继发性骨质疏松。

老年性骨质疏松的病理特征是骨矿含量下降，骨微细结构破坏，表现为骨小梁变细、骨小梁数量减少、骨小梁间隙增宽。

【临床表现与诊断】

1. 症状与体征

(1) 疼痛：一般骨量丢失 12% 以上时即可出现骨痛。疼痛是骨质疏松症最常见的症状，以腰背痛多见，占疼痛患者的 70%～80%。疼痛常沿脊柱向两侧扩散，仰卧或坐位时疼痛减轻，直立时后伸或久立、久坐时疼痛加剧，弯腰、咳嗽、大便用力时加重。老年人患骨质疏松症时椎体压缩变形，脊柱前屈，肌肉疲劳，甚至痉挛，产生疼痛。严重时易并发椎体压缩性骨折，出现急性疼痛。

(2) 身长缩短、驼背：多在疼痛后出现。脊椎椎体前部负重量大，尤其是 T_{11}、T_{12} 和 L_3 负荷量更大，容易压缩变形使脊椎前倾，形成驼背。随着年龄增长，骨质疏松加重，驼背曲度加大。老年人骨质疏松时椎体受压缩，椎体每缩短 2mm 左右，身高平均缩短 3～6cm。

2. 诊断　参考《中国老年骨质疏松症诊疗指南（2018）》中对老年性骨质疏松症的诊断：①老年患者（年龄 ≥ 60 岁）；②就诊时临床表现以腰背部或周身酸痛为主，负荷增加时疼痛加剧；③经双能 X 线吸收法检测中轴骨（$L_{1～4}$、股骨颈或全髋）骨密度或桡骨远端 1/3 骨密度提示 T ≤ −2.5SD。

3. 鉴别诊断

(1) 骨软化症：骨软化症由维生素 D 缺乏、严重维生素 D 活性障碍引起，特点为骨有机质增多，钙化过程发生障碍，临床常有脂肪痢、胃大部切除和肾病史。好发于青壮年，血清钙、磷水平减低，血清碱性磷酸酶水平升高，X 线检查示假骨折线、骨变形。

(2) 骨髓瘤：骨髓瘤临床表现主要为贫血、骨痛、肾功能不全、出血、关节痛。骨骼 X 线表现常有边缘清晰的脱钙，需和骨质疏松症相区别，但患者血清碱性磷酸酶均正常，血清钙、磷变化不定，但常有血浆球蛋白（免疫球蛋白 M）增高及尿中出现本 – 周蛋白。

【治疗】

1. 调整生活方式　注意补充钙和蛋白质，低盐饮食；注意适当户外活动，多做有助于骨健康的体育锻炼和康复治疗；避免嗜烟、酗酒和慎用影响骨代谢的药物等；采取防止跌倒的各种措施，如注意是否有增加跌倒危险的疾病和药物，加强自身和环境的保护措施等。

2. 补充营养元素　充足的钙和维生素 D 的摄入对防治骨质疏松至关重要。钙剂每日推荐摄入量为 1000～1200mg（50—70 岁男性每日 1000mg；≥ 51 岁女性及 ≥ 71 岁男性每日 1200mg），如果可能的话通过饮食来实现，必要时（绝经后女性及老年男性接受骨质疏松治疗时，如饮食中钙摄入低于每日 700mg）使用钙补充剂。维生素 D 每日推荐摄入量为 800～1000 单位（对于 50 岁以上维生素 D 缺乏中等风险的成年人）。考虑 60 岁及以上老年人因缺乏日照及摄入和吸收障碍常有维生素 D 缺乏的特点，结合 2013 年版中国居民膳食营养素参考摄入量建议及国内外指南推荐意见，老年人群及老年骨质疏松患者建议钙剂摄入量为每日 1000～1200mg，维生素 D_3 摄入量为每日 800～1200 单位。

3. 中药辨证施治　肝肾阴虚者治以补益肝肾，方用左归丸、右归丸、六味地黄丸加减，或用中成药骨疏康、骨松宝等。脾肾阳虚者治以温补肾阳，方用右归丸、右归饮、金匮肾气丸化裁，或用中成药人工虎骨粉胶囊、淫羊藿苷胶囊、淫羊藿总黄酮胶囊等。肾虚血瘀者治以补肾活血，方用龟鹿二仙胶汤、血府逐瘀汤加减，或用中成药灵骨宝胶囊。脾胃虚弱者方用补中益气汤、济生肾气丸化裁。血瘀气滞者方用复元活血汤、四物汤化裁，或用中成药伤科接骨片、三七总皂苷胶囊等。

4. 西药治疗

(1) 抗骨吸收药物：①双膦酸盐类可选择的药物有阿仑膦酸盐、唑来膦酸钠、利塞膦酸钠等。②降钙素类更适合有疼痛症状的骨质疏松症患者，不宜长期使用；鲑鱼降钙素皮下或肌内注射，根据病情每周 2～5 次；鲑鱼降钙素鼻喷剂；鳗鱼降钙素肌内注射。③选择性雌激素受体调节剂用于女性患者，能降低雌激素受体阳性浸润性乳癌的发生率，不增加子宫内膜增生及子宫内膜癌的危险。雷诺昔芬有静脉栓塞病史及有血栓倾向者，如长期卧床和久坐期间禁用。④雌激素类只能用于女性患者。

(2) 促进骨形成药物：甲状旁腺激素治疗时间不宜超过 2 年，肌内注射用药期间要监测血钙水平，防止高钙血症的发生。

(3) 雷奈酸锶：睡前服用。不推荐肌酐清除率＜ 30ml/min 者使用。

(4) 其他药物：如①活性维生素 D 更适合老年人肾功能不全，1α- 羟化酶缺乏者。包括 1α- 羟维生素 D_3（α- 骨化醇）和 1, 25- 双羟维生素 D_3（骨化三醇）两种。定期监测血钙和尿钙水平。骨化三醇、α- 骨化醇在治疗骨质疏松症时可与其他抗骨质疏松药物联合应用。②维生素 K_2 餐后服用。服用华法林患者禁用。

【预防与调理】

在日常生活中要注意饮食营养，加强体育锻炼，增强体质以减少发生骨质疏松症的机会。重视绝经后和随年龄增大而发生的骨量丢失。对已患骨质疏松症的老年人还应加强陪护，预防发生骨折。对绝经后妇女和老年人注意饮食调养，以保证足量的钙、蛋白质和维生素的摄入。适当体育锻炼（太极拳等）对于骨量的积累有益，并有利于提高机体素质。

四、胸腰椎骨折

【概述】

胸腰椎骨折是指由于外力造成胸腰椎骨质连续性的破坏，是临床最常见的脊柱损伤。在青壮年患者中，高能量损伤是主要致伤因素，如车祸、高处坠落伤等。老年患者由于本身存在骨质疏松，致伤因素多为低暴力损伤，如滑倒、跌倒等。胸腰椎骨折患者常合并神经功能损伤，且由于致伤因素基本为高能损伤，常合并其他脏器损伤，这为治疗带来了极大的困难和挑战。

【病因病机】

脊柱受到外力时，可能有多种外力共同作用，但多数情况下只有其中一种或两种外力产生脊柱损害。作用于胸腰椎的外力包括压缩、屈曲、侧方压缩、屈曲 – 旋转、剪切、屈曲 – 分离、伸展。

【临床表现与诊断】

1. 症状与体征 腰背部疼痛及活动功能障碍为主要症状。检查时沿脊柱中线自上而下逐个按压棘突寻找压痛点，发现棘突后凸，椎旁肌痉挛，表明椎体压缩或骨折脱位；棘突周围软组织肿胀、皮下瘀血，说明有韧带、肌肉撕裂；棘突间距增大，说明椎骨脱位或棘上韧带、棘间韧带断裂；棘突排列不在一条直线上，表明脊柱有旋转或侧方移位；胸腰椎骨裂时，可因腹膜后血肿刺激交感神经从而发生腹胀、腹痛。

2. 辅助检查 对于怀疑胸腰椎骨折脱位的患者应摄正侧位 X 线片，以了解骨折的部位、损伤类型及严重程度，并指导制订治疗方案。CT 检查可从横断面了解椎体、椎间盘、椎弓和关节突的受损情况，以及椎管占位情况。磁共振检查是伴有脊髓和马尾神经损伤及鉴别新发或陈旧性胸腰椎骨折的重要检查手段。

3. 诊断 结合损伤史，临床表现和影像学检查可明确诊断。

4. 鉴别诊断 影像学检查可将胸腰椎骨折与急性腰扭伤、胸椎小关节紊乱等明确鉴别。

【治疗】

1. 急救治疗 搬运过程中应使脊柱保持平直，避免屈曲和扭转。可采用两人或多人同在患者一侧，动作一致的平抬头、颈、躯干的平卧式搬运法。或用滚动的方法将患者移到有厚垫的木板担架或床板上。如用帆布担架搬运屈曲型骨折患者时，在保证不影响呼吸的前提下，采用俯卧位。

2. 非手术整复治疗 非手术复位法主要适用于屈曲压缩型骨折，以垫枕复位法和功能锻炼复位法最常用，两法配合使用效果更好。

(1) 固定：稳定性骨折多采用卧床休息、石膏或支具固定的方式进行治疗。不稳定的胸腰椎骨折或伴有脊髓损伤者，需行手术治疗。

(2) 垫枕复位法：适用于伤后 1 周内的胸腰段骨折（$T_{11} \sim L_2$）。患者仰卧于硬板床上，伤椎棘突处垫一高 5～10cm 的软垫，软垫逐渐增高，使脊椎处于过伸位，不仅使椎体高度得以恢复，而且关节突关节的关系也得到恢复或改善。

(3) 练功疗法复位法：适用于椎体压缩小于 1/2 者。患者仰卧于硬板床上，用头、双肘及双足为支撑点，使背、腰、臀部抬离床面，身体呈弓形撑起（五点支撑法），一般伤后 1 周内就要达到此练功要求；逐步过渡到仅用头顶及双足支撑，全身呈弓形撑起（三点支撑法），在伤后 2～3 周内达到此要求；以后逐步改用双手及双足支撑，全身腾空如拱桥状（四点支撑法）。也可于俯卧位采用飞燕点水法进行练功。

3. 手术治疗　胸腰椎手术分前路和后路手术。后路手术具有手术简单、对患者损伤小等优点，短节段的椎弓根固定技术具有三柱固定、固定节段短、间接复位、减压、可后方植骨融合等优点。前路手术主要适用于椎体破坏严重需要植骨，或晚期脊髓受压需要进行减压手术者。

4. 药物治疗

(1) 内服药：按骨折早、中、后 3 期辨治。①早期，治以活血止痛，通腑排便，方用桃红四物汤加减。②中期，治以和营止痛，接骨续筋，方用定痛活血汤加减。③后期，治以滋补肝肾，调气养血，方用八珍汤加减。

(2) 外用药：外用黑药膏、跌打酒等。

【预防与调理】

通过饮食、锻炼及药物等的骨质疏松防治是预防老年人胸腰椎骨折的关键。不伴有脊髓损伤的胸腰椎骨折，一般预后多良好。合并脊髓损伤的患者多不同程度留有残疾，康复训练可以提高治疗效果。

第 6 章
腰骶椎常见病损

一、急性腰扭伤

【概述】

急性腰扭伤，又称伤筋，俗称闪腰，是腰部肌肉、筋膜、韧带等组织因外力作用，突然受到过度牵拉而引起的急性撕裂伤。常发生于搬抬重物，腰部肌肉强烈收缩时，90% 发生于腰骶关节或骶髂关节，是伤科的常见病和多发病。本病患者多为体力劳动者，尤其是青壮年，男性多于女性。

【病因病机】

急性腰扭伤多为突然遭受间接外力所致，如搬运重物用力过度或体位不正而引起腰部筋膜肌肉的损伤，急性扭伤多发生在腰骶和骶髂关节、椎间关节等部位。腰骶关节是脊柱的枢纽，骶髂关节是躯干与下肢连接的桥梁，身体的重力和外来冲击力多集中在此，故受伤较多。当脊柱屈曲时，两旁的伸脊肌（尤其是骶髂肌）收缩，以抵抗体重和维持躯干的位置，若负重过大，易使肌纤维撕裂，当脊柱完全屈曲时，主要靠棘上、棘间、后纵、髂腰等韧带来维持躯干的位置，易造成韧带损伤。急性腰扭伤，轻者可致骶棘肌和腰背筋膜不同程度的自起点撕裂，较重的可致棘上、棘间韧带撕裂。椎间小关节突过度牵拉或扭转，可致骨节错缝或骨膜嵌顿。

【临床表现与诊断】

1. 症状与体征

(1) 腰部疼痛：多在腰部外伤或在劳作中自觉腰部有"咔嗒"响声后突然出现，表现为腰一侧或两侧疼痛，腰部不能挺直，俯仰屈伸、转侧等均感困难，深呼吸、咳嗽等可使腰痛加重。有时腰痛可牵扯至臀部、大腿后侧、小腿外侧。

(2) 个别患者可伴有二便失调：表现为小便急胀而量少，或大便秘结，主要为腰椎邻近的交感神经受到刺激所致。

(3) 腰功能形态的改变：患者因腰部剧痛而表现为面容痛苦或表情紧张，甚至头面出汗。行走、起坐、转侧时呈现特殊的保护性姿势，如双手撑腰慢行、歪臀跛行等。如果是肌肉损伤，则腰部屈伸均感疼痛；若为筋膜、韧带损伤，仅于弯腰时痛甚，伸腰时痛减。若为深部组织病损，则任何方向的活动均感疼痛，依据疼痛加重和减轻的活动状况，可初步判断损伤的组织。

(4) 腰部畸形：由于腰部疼痛，腰部一侧或两侧肌肉多呈保护性肌痉挛或肌紧张，并引起腰脊柱的侧弯、生理弧度的改变（如生理弧度变直甚至呈反弧度）。通常侧弯的凹侧向患侧，凸侧向健侧，在疼痛和痉挛解除后，这种畸形改变可自行消失。

(5) 压痛：大部分患者于腰部有明显局限性压痛点，按压时可引起进一步肌紧张，其压痛点多在腰骶关节，L_3 横突和髂嵴后部，这些均是腰部肌肉、筋膜的附着处。一般而言，腰部的压痛点即是受损组织之所在。

2. X 线检查　对于损伤而致腰部剧痛的患者，应常规拍摄腰椎正侧位 X 线片，必要时加拍腰椎左右前斜位片，以了解腰骶椎骨、关节情况。一般而言，急性腰肌筋膜损伤患者除表现为腰脊柱侧弯和生理弧度改变外，多无明显异常 X 线征象。

3. 鉴别诊断

(1) 腰椎间盘突出症：腰椎间盘突出症腰痛伴下肢放射痛，疼痛部位比较深，而急性腰扭伤疼痛位于两侧腰肌，压痛部位比较表浅，无下肢放射痛。腰椎间盘病变节段的椎旁深压痛、叩击痛并时有向下肢放射，直腿抬高试验阳性。CT、磁共振检查提示腰椎间盘突出，神经受压。

(2) 腰椎压缩性骨折：腰椎压缩性骨折多发生于老年患者，发生在青壮年者多有明显外伤史，多见于暴力损伤。骨折椎体压痛及叩击痛明显，并可有椎体后凸畸形。X 线检查可有骨折征象。

【治疗】

1. 手法治疗

(1) 㨰法：患者俯卧位，医者用㨰法，从背部㨰至腰骶部（双侧），力量适中，禁用重力。

(2) 按法、捏法：患者俯卧位，医者先用双手拇指从背部至腰骶部的双侧、正中自上而下轻揉推按，再捏拿痛侧肾俞、环跳穴周围。最后扳动大腿，摇晃拉伸数次。

(3) 点穴：患者俯卧位，取委中、承山、昆仑等穴，用拇指重按，做强刺激点按。

2. 中药治疗 早期以活血化瘀，行气止痛为主，方用桃红四物汤加减。中期以行气活血，舒筋活络为主，方用舒筋汤随症加减应用。后期治宜强筋健骨，补益肝肾，方用补肾活血汤。

3. 西药治疗 以消炎止痛为主。双氯芬酸钠双释放肠溶胶囊 75mg，口服，每日 1 次；或吲哚美辛 25mg，口服，每日 3 次。

4. 其他治疗 针灸疗法：可选水沟、列缺、委中、腰痛点等穴位，强刺激不留针。

【预防与调理】

腰部扭伤以预防为主，劳动或运动前做好充分准备活动，注意劳动保护，加强腰背肌锻炼。恢复期疼痛缓解后，离床活动时应佩戴腰围或宽布带保护，加强腰背肌功能锻炼，促进气血循行，防止粘连，增强腰椎稳定性。

二、腰椎小关节紊乱症

【概述】

腰椎小关节紊乱症，又称腰椎后关节紊乱症，是指由于腰椎小关节病变产生的腰腿痛症状，可由椎间盘退变、腰肌劳损或外感风寒毒邪而致腰部稳定性下降，也可由腰椎小关节退变导致，包括关节滑膜嵌顿、关节突错位和部分急性腰扭伤。

【病因病机】

当腰部突然闪扭、弯腰时突然后伸或弯腰旋转时，小关节间隙张开，关节内负压增大，滑膜即可进入关节间隙中。如果屈伸时关节滑膜被嵌于关节间隙，就会造成小关节滑膜嵌顿或小关节半脱位，滑膜可因关节的挤压而造成严重损伤。滑膜和关节囊有丰富的感觉和运动神经纤维，因而可引起剧烈疼痛和反射性肌痉挛。若不及时解除嵌顿，就会产生慢性严重腰痛、关节水肿及炎症。

【临床表现与诊断】

1. 症状与体征　腰部疼痛，关节交锁征明显，转侧、站立、起床困难，常常被迫保持侧弯或前弯体位，不能拾物，甚至不能俯卧。可伴有下肢反射痛，但不超过膝关节。

腰椎可见不同程度侧弯、旋转，强迫体位，棘突旁有深压痛，但压痛程度多与症状严重程度不相符。

2. X 线检查　X 线检查可见腰椎曲度改变，或有侧弯畸形。

3. 鉴别诊断

(1) 急性腰扭伤：多有明显腰部负重或外伤史，腰痛，活动受限，腰部可触及明显压痛点，主要病变为肌肉、筋膜拉伤。

(2) 腰背肌筋膜炎：患者既往有慢性腰痛病史，可因受凉或劳累等原因加重，其腰部疼痛明显，但其活动受限不如腰椎后关节功能紊乱者显著，且腰部压痛点较广泛。

【治疗】

1. 手法治疗

(1) 推拿手法：患者俯卧位，分别运用掌根揉法、擦法、弹拨法在腰背部自上而下进行，以疏通经络，缓解肌肉痉挛，理顺筋脉。时间 10～15 分钟。

(2) 正骨手法：主要为腰部侧扳复位法。患者取侧卧位，使位于上面的膝、髋关节屈曲，医者一手扶持患者肩前部、另一手扶持臀部，两手用力方向相反、力量相等，推拉侧扳，当遇到阻力推不动时，突然加上抵抗力，常听到"喀"的一声。然后患者改另一侧卧位，按上法再进行推拉侧扳。

2. 中药治疗　常见的有血瘀型、寒湿型和肾虚型。

(1) 血瘀型：可见腰痛如刺，日轻夜重，痛有定处，痛处拒按，腰部板硬，俯卧转侧艰难，大多近期有腰部外伤史，舌质暗红，或有瘀斑，脉弦紧或涩。治宜活血化瘀，舒筋通络，方用身痛逐瘀汤加减。

(2) 寒湿型：患者腰腿冷痛，受寒及阴雨天加重，肢体发凉，喜暖怕冷，舌质淡，苔白滑或腻，脉沉紧或濡缓。治以祛风湿，止痹痛，补肝肾，益气血为主，方用独活寄生汤加减。

(3) 肾虚型：腰腿痛缠绵不愈，劳累更甚，肢体麻木有冷感，沉重乏力，肌肉萎缩。偏阳虚者面色苍白，手足不温或腰腿发凉，或有阳痿，早泄，妇女带下清稀，舌淡苔白滑；偏阴虚者面色潮红，咽干口渴，心烦失眠，多梦或有遗精，舌红少苔，脉弦细数。偏阳虚证治以温肾壮阳为主，方用右归丸加减。偏阴虚证治以养阴通络为主，方用左归丸加减。

3. 西药治疗　以消炎止痛为主。双氯芬酸钠双释放肠溶胶囊75mg，口服，每日1次；或吲哚美辛25mg，口服，每日3次。

4. 其他治疗　针灸治疗：选用环跳、秩边、大肠俞、气海俞、肾俞、阳陵泉、委中等穴。可配合温和灸或用周林频谱仪或神灯照射腰部的肾俞、气海俞、大肠俞或关元俞等穴。每日1次，10次为1个疗程。

【预防与调理】

手法复位后，嘱患者卧床休息3日，1周内勿做腰部前屈及旋转活动。平日需加强背伸肌功能锻炼，注意腰部保暖，有助于巩固疗效并可预防再发。

三、腰椎间盘突出症

【概述】

腰椎间盘突出症，又称腰椎间盘纤维破裂症，或腰椎间盘髓核突出症，腰椎间盘突出症是因椎间盘变性，纤维环破裂，髓核突出刺激或压迫神经根所引起腰腿痛的一种常见病。

【病因病机】

随着年龄的增长和经常屈伸脊柱或弯腰转身，长时间的站立或端坐，使腰椎间盘内水分和营养成分减少，弹性明显下降，纤维增多，随之椎间隙逐渐变窄，高度丢失，使其周围韧带松弛。因此，椎体间过度活动加上椎间盘生化因素的改变是腰椎间盘膨出破裂的内因。

急性或慢性损伤是发病的外因，特别是弯腰旋转提取重物时，腰椎间盘不仅受到向内的压力，而且受到张力和剪力作用，使髓核后移而引起椎间盘突出。年轻患者发病常在急性用力之后，突出多数是在无后纵韧带的后外侧区，使侧隐窝狭窄挤压神经根，患者出现真性神经痛。

目前临床上公认的引起腰突症的常见机制有以下 3 种。

(1) 机械压迫：突出的椎间盘对神经根、马尾神经、硬膜囊等产生压迫，使其静脉回流受阻，毛细血管血流减少，影响神经根的营养，进一步增加水肿，从而增加了神经根对疼痛的敏感性。这是引起腰腿痛的主要原因。

(2) 炎症反应：在腰椎间盘突出症手术中常可发现神经根炎性充血水肿，原因在于破裂的椎间盘会释放出许多化学刺激性物质，导致受累的神经根或脊神经发生炎症反应。此时神经根对疼痛敏感度增加，即使没有突出髓核的直接压迫，也会出现腰腿痛的症状。

(3) 神经体液：生物化学物质和神经肽在疼痛感受中起重要作用。背根神经节是机体内多种神经肽的制造场所和输送站，椎间盘纤维环、后纵韧带、关节囊部位富含神经肽。损伤时神经肽类物质释放，可直接刺激周围感受器而引发疼痛。

【临床表现与诊断】

1. 症状与体征

(1) 腰骶疼痛：绝大部分患者有腰骶疼痛，并多出现在腿痛之前，临床上常表现"先腰痛、后腿痛"，虽然腰椎间盘突出症主要以下肢痛为主，但腰腿疼痛临床中较常见。发生腰骶疼痛的主要原因是椎管内外损伤的软组织，无菌性炎症的化学性刺激作用于椎间外层纤维环及后纵韧带中分布的窦椎神经纤维，引起腰骶疼痛。

(2) 坐骨神经痛：坐骨神经痛是腰椎间盘突出症的主要症状，临床上表现为下肢坐骨神经走行、支配区域疼痛。坐骨神经痛的原因是神经根或神经干周围存在慢性软组织损伤，并与之发生粘连，受无菌性炎症刺激出现下肢刺痛、串痛或放射痛。坐骨神经痛分为根性和干性，根性疼痛一般受刺激位置在椎间孔周围或椎管内，为椎管内软组织损伤，无菌性炎症刺激所致。干性疼痛受刺激位置一般在坐骨神经出盆腔口处，为椎管外软组织损伤无菌性炎症刺激所致。

(3) 麻木：患者除有坐骨神经痛支配区域疼痛以外，常表现为下肢麻木。引起下肢麻木的主要原因是腰臀部软组织损伤，出现肌痉挛或肌紧张，刺激神经根或神经干。

(4) 腰部功能受限和腰肌紧张：椎管内外软组织损伤，刺激窦椎神经引起腰臀疼痛，疼痛可致肌紧张或肌痉挛。

(5) 脊柱侧弯：对脊柱侧弯传统的解释是突出物与神经根的位置关系，即当突出物在神经根的内侧，则弯向患侧，当突出物在神经根的外侧，则弯向健侧，被认为脊柱侧弯是神经根为减轻突出物刺激所致。

(6) 压痛点：软组织损伤的外在表现。按压软组织损伤粘连处，患者感觉局部疼痛，当间接刺激神经根时可引起下肢放射性疼痛或麻木。压痛点在腰部一般位于病变椎间盘相应的棘间、棘旁。患侧臀上皮神经处腘窝部或承山穴可有压痛。

(7) 肌萎缩与肌力减弱：下肢肌萎缩在臀部和小腿部较常见，肌力减弱主要表现在伸肌力上，引起肌萎缩和肌力减弱的主要是腰臀部的软组织损伤，引发肌痉挛和肌紧张，挤压神经根或神经干，长时间不能解除，神经营养功能障碍所致。

(8) 感觉障碍：患侧小腿、足底等处皮肤常表现为感觉迟钝或消失，肌紧张或肌痉挛，严重挤压神经根或神经干，影响了神经细胞的功能，导致神经功能障碍所致。$L_{4\sim5}$ 马尾神经受刺激表现为小腿前外侧、足背前内侧和足底皮肤感觉异常，L_5、S_1 骶神经根受刺激则表现为小腿后外侧和足背皮肤感觉异常。

(9) 腱反射异常：临床上以腱反射减弱或消失比较常见。L_5、S_1 椎间孔处神经根受损，一般表现为跟腱反射减弱或消失。

(10) 直腿抬高试验阳性：患者仰卧，伸直膝关节、上抬下肢在 < 70° 时出现坐骨神经支配区域放射痛和在直腿抬高引出疼痛后突然背屈踝关节，引起疼痛加剧，为阳性。

(11) 仰卧挺腹试验阳性：患者仰卧，双手放于腹部或两侧，以头部及两足跟为着力点，将腰部和臀部向上抬，若出现腰痛或患肢放射痛为阳性。

(12) 屈颈试验阳性：患者取仰卧位，双下肢伸直，医者一手托住患者枕部，将其头颈前屈至极度屈曲位，若腿痛加剧为阳性，这是由于牵拉脊髓或粘连的神经根所致。

(13) 姆趾背伸试验阳性：患者取仰卧位，医者用双拇指分别压住患者两姆趾背侧，嘱患者用力背伸，若肌力减弱为阳性。此多为 L_4 神经根受压迫所致。

2. X 线检查　X 线检查可见椎间盘突出症的间接征象，如腰椎生理前凸变浅、消失或反曲，腰椎侧弯，椎间盘突出的腰椎间隙变窄、左右不等宽、前后等宽，甚至前窄后宽、相对缘硬化和唇增生、椎间孔变小及 Schmorl 结节（许莫氏结节）等。

3. 鉴别诊断

(1) 腰椎后关节紊乱：该病的放射痛一般不超过膝关节，且不伴有感觉、肌力减退及反射消失等神经根受损的体征。对鉴别困难的病例，可在病变的小关节突附近注射 2% 普鲁卡因 5ml，若症状消失，则可排除腰椎间盘突出症。

(2) 臀上皮神经卡压综合征：臀上皮神经在经过深筋膜孔处受到刺激或卡压可产生一系列症状。临床表现为腰痛及臀部疼痛，可扩散到大腿及腘窝，但极少涉及小腿在髂后上棘外上方髂嵴缘下有明显压痛点，有时可扪及条索节结或小脂肪瘤；可伴有臀肌痉挛。局部封闭可立即消除疼痛。

【治疗】

1. 手法治疗

(1) 推拿手法：患者俯卧位，分别运用掌根揉法、按法、弹拨法在腰背部自上而下进行，以疏通经络，缓解肌肉痉挛，理顺筋脉。时间为 10～15 分钟。

(2) 正骨手法：多采用腰部侧扳复位法，详见本章相关内容。

2. 中药治疗　需根据患者症状辨证论治。寒湿型治宜散寒除湿，温通经络，方选乌头汤或干姜术苓汤加减。湿热型治宜清热祛湿，通络止痛，方选加味二妙散加减。血瘀型治宜活血化瘀，理气止痛，方选桃红四物汤加减。

肝肾亏虚型治宜偏阳虚者治宜补肾阳，通经活络，强筋壮骨，方选肾气丸或右归饮加减；偏阴虚者治宜滋阴补肾，舒筋活络，强筋壮骨，方选六味地黄丸或左归饮加减。

3. 西药治疗　双氯芬酸钠双释放肠溶胶囊 75mg，口服，每日 1 次；或吲哚美辛 25mg，口服，每日 3 次。

4. 其他治疗　牵引治疗：牵引可使椎间隙增大及后纵韧带紧张，有利于膨出髓核回纳，可纠正脊柱关节紊乱，恢复其正常的生理平衡，松解神经根粘连，放松椎旁肌肉，改善受压组织的血液供应。常用的牵引方法有电动骨盆牵引、持续牵引法和三维立体电脑牵引床牵引等。

【预防与调理】

1. 改善工作和生活姿势。长期弯腰用力工作，或久坐、久立的工作人员，尤其应注意工间休息，做工间操。同时应改变不良的用力姿势，避免弯腰举重等运动姿势，以防止腰部负荷的增加。

2. 改善居住环境，腰椎间盘突出症患者应多卧床休息，做到饮食起居有节，避免过劳，应适当增加高蛋白和高维生素食物的摄入。

3. 加强腰背肌、腰肌的锻炼，可维持脊柱的稳定性，减轻腰部负荷，同时强有力的腰背部肌肉可防止腰背部软组织的损伤。

四、腰椎管狭窄症

【概述】

腰椎管狭窄，是指各种形式的椎管、神经管、椎间孔的狭窄，以及软组织引起的椎管容积改变及硬膜囊本身的狭窄等引起的一系列腰腿痛、神经系统症状。多发于 40 岁以上的中年人。好发部位为 $L_{4\sim5}$，其次为 $L_5\sim S_1$，体力劳动者多见。

【病因病机】

腰椎椎管狭窄症的病因主要分为原发性和继发性两种。

原发性多为先天所致，是椎管本身由于先天性或发育性因素而致的腰椎椎管狭窄，表现为腰椎管的前后径和横径均匀一致性狭窄。此类型临床较为少见。

继发性多为后天所致。其中退行性变是主要发病原因，中年以后腰椎发生退行性改变，如腰椎骨质增生、黄韧带及椎板肥厚、小关节突增生或肥大、关节突关节松动、椎体间失稳等均可使腰椎椎管内径缩小，椎管容积变小，达到一定程度后可引起脊神经根或马尾神经受挤压而发病。

原发性和继发性两种因素常常相互联系，相互影响。即在先天发育不良，椎管较为狭小的基础上再发生各种退变性因素，使椎管容积进一步狭小而导致本病。这种混合型的腰椎椎管狭窄症临床比较多见。

此外，还有其他因素导致的椎管狭窄，如陈旧性腰椎间盘突出、脊椎滑脱、腰椎骨折脱复位不良、脊柱融合术后或椎板切除术后等也可引起腰椎管狭窄。

【临床表现与诊断】

1. 症状与体征

(1) 腰腿痛：长期多次反复腰痛，有时可放射到下肢。一般先有腰痛，数年后再出现腿痛，腿痛的放射性不典型，可不受咳嗽、喷嚏、大便用力等增加腹压动作的影响，此与椎间盘突出症有明显区别。症状有单侧腿痛，但多是双侧或左右交替出现，单纯腰痛者较少，单纯腿痛者更少。腰腿痛多因站立或行走而加重，卧床时可减轻或缓解。

(2) 间歇性跛行：本病的特征，80% 以上的患者有间歇性跛行。当患者站立或行走时，出现腰酸痛、腿痛或麻木、无力、抽筋，并逐渐加重，以致不能继续行走。坐下或蹲下几分钟后上述症状消失。此种跛行也称为马尾间歇性跛行，与椎管内血管受压、神经缺血有关。

(3) 其他：部分患者可有下肢麻木、冷感、乏力、某些肌肉萎缩，以及鞍区麻木、大小便失禁或尿急或排尿困难等症状。

(4) 背伸试验阳性：可见腰部后伸受限，背伸试验阳性，可引起后背与小腿疼痛，这是本病的一个重要体征。部分患者可出现下肢肌肉萎缩，以胫前肌及踇伸肌最明显，足趾背伸无力。小腿外侧痛觉减退或消失，跟腱反射减弱或消失。直腿抬高试验可出现阳性。但部分患者可没有任何阳性体征，其症状和体征不一致是本病的特点之一。病情严重者可出现尿频、尿急或排尿困难，双下肢不完全瘫痪，马鞍区麻木，肛门括约肌松弛、无力或阳痿。

2. X 线检查 X 线检查显示椎体骨质增生，小关节突增生、肥大，椎间隙狭窄，椎板增厚、密度增高，椎间孔前后径变小，或见椎体滑脱、腰骶角增大等改变。

3. 鉴别诊断

(1) 血栓闭塞性脉管炎：血栓闭塞性脉管炎属于缓慢性进行性动脉、静脉同时受累的全身性疾病，表现为下肢麻木、酸胀、疼痛和间歇性跛行，足背动脉和胫后动脉搏动减弱或消失，后期可产生肢体远端溃疡或坏死；腰椎椎管狭窄症的患者其足背、胫后动脉搏动是良好的，不会发生坏死。

(2) 腰椎间盘突出症：多见于青壮年，起病较急，有反复发作病史，腰痛和放射性腿痛，体征上多有脊柱侧弯，平腰畸形，下腰部棘突旁压痛，并向一侧下肢放射，直腿抬高试验和加强试验阳性。腰椎椎管狭窄症多见于 40 岁以上中年人，起病缓慢，与中央型椎间盘突出症的突然发病不同，主要症状是腰腿痛和马尾间歇性跛行，腰部后伸受限，并可引起小腿疼痛，其症状和体征往往不一致。

【治疗】

1. 手法治疗

(1) 点按镇痛：点按腰阳关、肾俞、大肠俞、环跳、委中、承山等穴。

(2) 按揉理筋：患者俯卧位，医者立于患者一侧，沿督脉、膀胱经及腰骶部按揉放松腰背肌。

(3) 蹬腿牵引：以右下肢为例，患者取仰卧位，术者立于患侧，术者一手托住患肢踝关节，另一手握住小腿，使髋、膝关节呈屈曲，双手配合，嘱患者配合用力，迅速向上做蹬腿活动，术者顺着蹬腿的方向用力向上牵引患肢，操作 3～5 次。

(4) 腰部侧扳复位法：详见本章相关内容。

2. 中药治疗 早期以活血祛瘀法或祛湿法为主，方用桃红四物汤或三妙汤等。中后期出现下肢痿软麻木者，以补肝肾通经络为主，方用金匮肾气丸或虎潜丸。

3. 西药治疗　西药可用透明质酸酶 1500U 加 0.5% 普鲁卡因 8ml 以封闭椎间孔，或用双氯芬酸钠缓释片、塞来昔布胶囊等抗炎镇痛及营养神经药物治疗。

4. 其他治疗　练功活动：腰腿痛症状减轻后应积极进行腰背肌的功能锻炼，可采用飞燕功、五点支撑练功，以增强腰部肌力；练习行走、下坐、蹬空、侧卧外摆等动作，以增强腿部肌力。

【预防与调理】

急性发作时应卧床休息 2～3 周。症状严重者可佩戴腰围，以固定腰部，减少后伸活动。腰部勿受风寒、勿劳累。后期要行腰背肌、腰肌及腰屈曲功能锻炼，以增强腰椎稳定性，改善症状。

五、腰椎滑脱症

【概述】

腰椎滑脱症，是指由于各种原因，腰椎的上位椎体在下位椎体上面滑移，导致椎管内马尾神经或神经根受压，出现腰痛或下肢放射性疼痛、麻木等症状的临床常见病。椎弓上、下关节突之间的部分称为峡部，椎弓峡部骨质连续性中断称为峡部裂；若双侧峡部不连，则整个脊椎将被分成椎体、椎弓根、横突、上关节突和椎板、棘突、下关节突两个部分，亦称为椎弓峡部崩裂。无峡部不连而因脊椎退行性变所致的向前或向后滑脱，称为假性滑脱。因椎弓峡部不连所致的脊椎滑脱称为真性滑脱。

【病因病机】

先天性发育缺陷和慢性劳损或应力性损伤是重要原因，退变因素致腰椎滑脱者占 60% 以上，$L_{4\sim5}$ 椎体滑脱占绝大多数。椎体滑脱的病理特征主要是腰椎解剖结构破坏、关节间隙改变、肌肉韧带损伤刺激或挤压神经，引起不同的临床症状，产生腰痛、下肢痛、间歇性跛行、下肢麻木，甚至大小便功能障碍等症状。

【临床表现与诊断】

1. 症状与体征

(1) 慢性腰痛：腰骶部疼痛、乏力，站立时不能马上直立，腰部活动时有关节胶化现象。

(2) 下肢放射痛：可表现为单侧神经根受压的腰椎间盘突出样下肢放射痛，或双臀部的胀痛，也可以出现腰椎管狭窄样的双侧神经、血管甚至马尾神经受压的双下肢痹痛或间歇性跛行的表现。

(3) 体征：患者外观上可见腰椎前凸增加、臀部后凸、躯干前倾变短、腹部下垂，因此下腰部凹陷、跛行或左右摇摆，弯腰活动障碍，前屈尤为受限。局部触诊可有患椎棘突明显向后突出及压痛，上一个棘突向前前移、缩进，而致局部形成台阶感。坐骨神经受损的体征常不确定，但经详细的神经系统检查，多数患者可见不同程度的神经根受累体征，如足背感觉迟钝、背伸无力、膝腱反射减弱或消失等。若椎体前移较多致马尾神经受压刺激时，可引起股后肌群紧张，患者向前弯腰及直腿抬高严重受限。

2. X 线检查　常规进行腰椎正、侧位和左、右斜位检查。X 线侧位片有助于发现腰椎椎体相对于邻近椎体的移位，一般根据下位椎体来判断椎体滑脱方向和程度（每移位 1/4 相当于 1°）。X 线斜位片有助于发现腰椎峡部裂，峡部可观察到一条带状透亮裂隙（狗戴项圈征）。腰椎小关节退变时 X 线片可观察到关节间隙变窄，关节突骨质增生。

3. 鉴别诊断

(1) 真、假性脊椎滑脱：假性者多因椎间盘及关节突退行性变引起，主要临床表现为腰部、臀部及大腿后侧疼痛，与椎弓峡部裂症状相似，但假性脊椎滑脱多发生于老年人，女性多见。X 线片可见局部椎间狭窄，骨缘增生等改变，小关节密度增高或模糊不清，但峡部无断裂征。

(2) 椎间盘突出：在滑脱移位较多时，可致马尾神经受压而出现下肢放射性痛及麻木、跗背伸无力等，若仅涉及一侧，则类似椎间盘后外侧的突出；若两侧下肢均出现麻痛及鞍区麻木等症状，则与中央型椎间盘突出极为相似。但根据棘突的"台阶"状改变及 X 线检查，两者不难鉴别。

【治疗】

1. 手法治疗 采用腰臀部痛点分理揉按，在环跳、秩边、承扶、风市、委中、承山等穴点按，屈膝屈髋适度按压。注意手法应避免激烈暴力，一般不宜做腰椎旋转类手法。

2. 中药治疗 急性期以活血祛瘀或祛湿舒筋为主，方用桃红四物汤或二妙汤。下肢痿软麻木者，用金匮肾气丸或虎潜丸，以补肝肾，强筋骨。

3. 西药治疗 急性期及疼痛激烈者可给予消炎镇痛类药物，如类固醇类药物、非甾体抗炎药。

4. 其他治疗 针灸治疗：选穴多以足太阳经和足少阳经验穴为主。以补益肝肾，舒筋活络为法。常选用关元俞、小肠俞、环跳、委中等穴。肾俞、命门多用补法，余穴中等刺激，每日 1 次。

【预防与调理】

1. 注意工作安排，纠正不良工作姿势，减少脊柱负重，尤其是腰椎屈曲负重及过伸用力的姿势。

2. 佩带腰围以增加脊柱的稳定性，减轻腰椎负荷，有利于疼痛减轻，并可防止进一步滑脱。

3. 加强腰背部及腹部肌肉力量的锻炼。患者可做双手抱膝滚床锻炼：患者仰卧，屈双膝、双髋，双手抱膝，腰背部在床上滚动，缓缓坐起，再渐渐躺下，不可运动过快。每日锻炼 3 次，以出现肌肉酸胀疲劳为宜。

第 7 章
四肢常见病损

一、上肢常见病损

（一）肩部扭伤

【概述】

人体肩部软组织受到外力打击或碰撞、牵拉、扭曲等致伤，称为肩部扭伤。

【病因病机】

本病在任何年龄均可发生。因碰撞、跌仆、牵拉过度或投掷物体用力过度而致伤。如碰撞性暴力来自肩关节外侧方，喙锁韧带将首先受到影响；跌仆时来自冠状面的侧向暴力则易伤及肩锁关节，故损伤多见肩部上方或外侧方。一般以闭合伤为其特点，可分为新伤、陈伤两类。受伤后微细脉管破裂，血溢脉外，停于皮下，相继出现一系列经筋功能紊乱的症状。

【临床表现与诊断】

1. 症状与体征

(1) 局部片状钝性压痛：有明显的外伤史，如打击、跌碰、牵拉等。肩部肿胀、疼痛逐渐加重。损伤范围较广者，有组织纤维的断裂，局部瘀肿，皮下常出现青紫，扭伤的压痛点多在肌腱、韧带的起止点，而挫伤则多在损伤部位。一般性挫伤在当时多不在意，休息之后开始出现症状，逐渐加重，瘀肿或不瘀肿，但有压痛。多在 5 天左右转轻。

(2) 活动受限：轻者 1 周内症状明显缓解，较重病例伴有组织部分纤维断裂或合并微小撕脱性损伤者，症状可迁延数日或数周。

2. X 线检查　肱骨、肩胛骨、锁骨及肩关节、肩锁关节、胸锁关节等结构无骨折及脱位现象。

3. 鉴别诊断

(1) 肱二头肌断裂：外伤性断裂时可闻及断裂的响声，疼痛剧烈。

(2) 肱二头肌长头肌肌腱炎：外伤史不明显，起病缓慢，逐渐加重，疼痛、压痛以肱骨结节间沟为主，肱二头肌抗阻力屈肘时局部疼痛加重。

【治疗】

1. 手法治疗

(1) 揉搓法：沿患者颈项和背部使用揉法、滚法和搓法等，以缓急解痉，行气活血，通络止痛。

(2) 拿弹法：沿肩前部、肩胛内上角处和腋下筋痛处拿弹，以解痉舒筋止痛。

(3) 旋肩法：患者取坐位，医者立于患者身后，右手虎口托于其右腕上，医者屈肘内收带动患者屈肘，由下向上举，再旋外、外展后伸放下。重复数次，幅度由小变大，患者肘关节的活动随医者肘关节的屈伸而屈伸。

2. 固定治疗　损伤较重者，用颈腕关节吊带悬挂于胸前 3～7 天，以利于损伤修复。

3. 中药治疗

(1) 内服药：损伤初期肿痛明显，治宜行气活血止痛，方用舒筋活络汤加减。后期肩部以酸胀痛为主，治宜祛风散寒，舒筋通络，方用三痹汤加减。

(2) 外用药：正骨水、跌打万花油等外搽，外敷跌打膏。

4. 功能锻炼　以主动活动为主，被动活动为辅。肩部外展、内收、前屈、后伸、旋外、旋内和环旋 360°。

5. 其他疗法

(1) 针灸：可取肩髎、肩井、肩宗、风池、合谷、阿是穴等。

(2) 理疗：远红外线照射 20 分钟，可每天 2 次。

(3) 局部封闭疗法：将药物注射入痛点，一般选用 1% 利多卡因 3～5ml 和维生素 B_{12} 注射液 0.5mg，曲安奈德 40mg。

【预防与调理】

1. 避免外伤。

2. 保暖防寒，尤其是肩部有外伤史者。

（二）肩周炎

【概述】

肩周炎，又称肩关节周围炎、五十肩、肩凝症、冻结肩、漏肩风，是临床常见病、多发病。一般与肩关节退行性改变、外伤、慢性劳损、内分泌紊乱、环境等密切相关。好发于 50 岁以上的中老年人，女性多于男性，多发单侧。

【病因病机】

1. 外伤或慢性劳损。肩部急性外伤未得到及时有效治疗，常见于固定过久后遗症状；长期过度活动，姿势不良等引起局部气滞血瘀所致。

2. 感受风寒湿邪。当肩部受到寒冷空气的侵袭，或出汗后受到风吹，或睡卧露肩受到风寒的侵袭，导致肩周血液循环受阻。

【临床表现与诊断】

1. 症状与体征

(1) 疼痛与肿胀：其疼痛性质多为酸痛或钝痛，早期肩部疼痛剧烈，肿胀明显，疼痛可扩散至同侧颈部和整个上肢。后期肩部疼痛减轻，但局部活动障碍显著。

(2) 活动障碍：病程越长活动障碍越明显，常不能完成穿衣、洗脸、梳头、触摸对侧肩部等动作，肩关节上举、后伸、外展、内旋动作受限制。

(3) 肌肉萎缩：病程较久者由于疼痛和废用，出现肩部肌肉广泛性萎缩，以三角肌最为明显，但疼痛感明显减轻。

(4) 怕冷：肩周炎患者肩部怕冷，即使在暑天，肩部也不耐风吹。

(5) 压痛：大多数患者在肩关节周围可触到明显压痛点，压痛点多在肱二头肌长头肌腱、肩峰下滑囊、喙突、冈上肌附着点等处。

2. X 线检查 X 线检查早期未见异常。中晚期改变为肩部软组织钙化，部分患者可见大结节骨质增生和骨赘形成等。

3. 鉴别诊断

(1) 神经根型颈椎病：可见颈部疼痛，压痛点在颈部，上肢放射痛及麻木，屈颈旋转试验、臂丛神经牵拉试验阳性。

(2) 肱二头肌长头肌肌腱炎：起病缓慢，逐渐加重，疼痛、压痛以肱骨结节间沟为主，肱二头肌抗阻力屈肘时局部疼痛加重。

【治疗】

1. 手法治疗　患者取端坐位或侧卧位或仰卧位，医者先用滚法、揉法、拿捏法等作用于肩前部、后部、外侧，同时使用弹拨法弹拨三角肌肌束，在附近的冈上肌、胸大肌可用拍法放松肌肉，然后医者扶住肩部，拉住患者患侧手臂，做牵拉、抖动和旋转活动的手法，最后帮助患者做外展、内收、前屈、后伸、高举的动作。在操作过程中手法要轻柔，防止因暴力活动造成肩部损伤或脱位。

2. 中药治疗

(1) 风寒型：各期可见。肩部疼痛，肩关节轻度活动受限，恶风畏寒，复感风寒之邪疼痛加剧，得温则痛减，舌淡，苔薄白，脉浮紧或弦。治宜祛风散寒，舒筋通络。方用三痹汤或桂枝附子汤加减。

(2) 瘀滞型：多见病变早、中期。肩部疼痛或肿胀，夜间加重，肩关节活动受限，舌有瘀斑，苔白或薄黄，脉弦或细涩。治宜活血化瘀，行气止痛。方用身痛逐瘀汤加减。

(3) 亏虚型：多见病变后期。肩部酸痛，劳累加剧。偏气虚者，治宜益气舒筋通络，方用黄芪桂枝五物汤加减。偏血虚者，治宜养血舒筋通络，方用当归鸡血藤汤加减。

(4) 外用药：以上各型均配合外用药，治宜舒筋通络，祛风止痛。常用海桐皮汤外洗，外贴狗皮膏、热敷散。

3. 功能锻炼　肩关节环绕练习、爬墙训练、手拉滑车、搓背练习。

4. 其他疗法

(1) 针灸疗法：取肩髎、肩髃、肩贞、臑俞、巨骨、曲池等，留针 20 分钟，可加艾灸。

(2) 局部封闭疗法：将药物注射入肱二头肌腱鞘内，一般选用 1% 利多卡因 3～5ml 和维生素 B_{12} 注射液 0.5ml，曲安奈德 40ml。

【预防与调理】

1. 补充营养，平时注意饮食，多吃富含 B 族维生素的食物等。

2. 经常运动，加强锻炼是预防肩周炎的最有效方法之一，目前认为低强度、持续时间长的运动有慢跑和游泳。

3. 保暖防寒，尤其是肩部有外伤史、50 岁左右、糖尿病等人群。

4. 纠正不良姿势，避免长期持续伏案工作。

5. 对原发病积极治疗，避免肩部外伤发生。

（三）桡骨小头半脱位

【概述】

桡骨小头半脱位，指肘关节突然受到牵拉，导致肘关节腔内负压将关节囊和环状韧带一并吸入肱桡关节间隙，环状韧带向上越过桡骨头，阻碍了桡骨头回复原位。桡骨小头半脱位是一种常见病，又称牵拉肘，是婴幼儿常见的肘部损伤之一。发病年龄 1—4 岁，其中 2—3 岁发病率最高，占 62.5%，主要病因为外力作用和解剖因素。主要临床表现包括疼痛和功能障碍，一般没有并发症。目前主要通过手法复位治疗，预后良好。

【病因病机】

桡骨小头半脱位的主要病因为外力过度牵引，常好发于 1—4 岁的儿童，不正确的穿衣方式或肘关节伸直时跌倒都可诱发桡骨小头半脱位。幼儿的桡骨头尚未发育完全，肘关节的韧带、肌肉和关节囊较松弛。当肘关节突然受到牵拉时，肘关节腔内的负压将关节囊和环状韧带一并吸入肱桡关节间隙，环状韧带向上越过桡骨头，嵌于桡骨头和肱骨小头之间，阻碍了桡骨头回复原位。

【临床表现】

1. 症状与体征

(1) 疼痛：局部有明显压痛，被动伸屈肘或旋转前臂时哭闹加剧。

(2) 功能障碍：患儿多用健肢托患肢前臂或下垂患肢，前臂处于轻度旋前位，肘部微屈拒动，不敢旋后，不能上举拿物。

2. X 线检查　桡骨小头半脱位时无异常表现，个别可能发现桡骨头和肱骨小头空隙略增宽，检查的目的主要是排除桡骨头颈骨折和肘部其他损伤的存在。

3. 鉴别诊断

(1) 肘关节脱位：肘关节肿痛，关节置于半屈曲状，伸屈活动受限。如肘后脱位，则肘后方空虚，鹰嘴部向后明显突出。本病无鹰嘴部表现，通过影像学可以鉴别。

(2) 桡骨头脱位：局部肿胀、疼痛及压痛。双侧对比检查下，可在伤侧肘前部触及向前或向前外侧脱出的桡骨头。肱二头肌腱紧张，该肌可有痉挛。旋前及屈肘活动均明显受限，部分病例可有桡神经损伤表现，拇、食、中指背侧痛觉减退和前臂背侧皮肤麻木，伸拇、伸腕力减退或消失。本病是桡骨小头向手臂大拇指一侧移位，通过影像学可以鉴别。

【治疗】

一般不需麻醉，术者一手握患儿腕部，同时另一手拇指放至桡骨头部，并慢慢将前臂旋后，一般旋后过程中常可复位。若仍不能复位，则可稍作牵引至肘关节旋后位，左拇指加压于桡骨头处，然后屈肘关节，常可感到轻微入臼的复位摩擦感。也可屈肘 90° 向旋后方向来回旋转前臂，亦可复位。

复位后幼儿疼痛即可解除，但由于疼痛的心理紧张并未消除，可在家人协助下以物引诱幼儿上举患臂取物，如能上举至头高水平时，则证明复位成功。

复位后用三角巾悬吊 1 周。若活动时疼痛或复发，宜用石膏固定于屈肘 90°，时间为 2 周，应注意勿提拉小儿手臂，防止复发。

【预防与调理】

1. 平时牵拉（提）小儿手部时，应同时牵拉衣袖。

2. 防止跌仆。

3. 成人与小儿嬉闹时应注意方法，不能单牵（提）手。

4. 避免反复脱位，形成习惯性脱位。

5. 穿脱衣服时应多加注意，避免手部旋前位牵拉，应和衣袖同时拉扯。

（四）肱骨外上髁炎

【概述】

肱骨外上髁炎，又称肱桡关节滑囊炎、网球肘。因早年发现网球运动员易发生此种损伤，故俗称网球肘。多由慢性积累性劳损，导致肱骨外上髁腕伸肌腱附着处发生撕裂，出血机化形成纤维组织而致病。

【病因病机】

在前臂过度旋前或旋后位，被动牵拉伸肌（握拳、屈腕）和主动收缩伸肌（伸腕）将对肱骨外上髁处的伸肌总肌腱起点产生较大的张力，若长期反复这种动作即可引起该处慢性损伤和慢性炎症。

【临床表现与诊断】

1. 症状与体征

(1) 压痛：肘外侧压痛，活动明显，在用力握拳、伸腕时疼痛加重以致不能持物。严重者拧毛巾、扫地等细小的生活动作均感困难。

(2) 活动受限：肘关节活动受限，特别是前臂旋转功能受限。

(3) 局部肿胀：局部肿胀不明显或有轻微肿胀，日久则出现肘部肌肉的萎缩和肘关节的屈伸活动障碍。

2. X 线检查　一般无异常表现。严重者局部可有骨膜反应，在肱骨外上髁附近有钙化沉淀。

3. 鉴别诊断　肱桡滑膜囊炎：本病除局部压痛外，肘部旋前、旋后受限。前臂旋前引起剧烈疼痛，其疼痛点位置比在肱骨外上髁炎略高，压痛比肱骨外上髁炎轻。局部可有肿胀和触痛，穿刺针可见有积液。

【治疗】

1. 手法治疗

(1) 剥筋法：在肱骨外上髁及前臂桡侧用弹拨法和指揉法刺激桡侧腕伸肌和肱桡肌，若有明显压痛点可拇指剥筋。

(2) 曲肘旋前过伸推肘法：患肢伸直，医者一手虎口对手腕背面，握住腕部，另一手掌心顶托肘后部，拇指置于肱桡关节处，然后握腕部之手使桡腕关节掌屈并使肘关节做屈伸和伸直相交替的动作，另一手于肘关节由屈曲变伸直时在肘后部向前推，使肘关节过伸，此时可听到吱吱声，有时发出撕布样声音，患者立即可感轻松。

2. 中药治疗

(1) 内服药：若体弱者内服补中益气汤加钩藤、威灵仙、桂枝等，或用补筋丸。

(2) 外用药：局部制动时，外敷消炎止痛药。

3. 功能锻炼 主动屈肘和前臂旋前、用力伸直出拳等，每日 5～10 次。

4. 其他疗法

(1) 针灸：取尺泽、阳溪、曲池穴，强刺激。

(2) 局部封闭疗法：将药物注射入压痛点及其周围封闭，一般选用 1% 利多卡因 3～5ml 和维生素 B_{12} 注射液 0.5mg，曲安奈德 40mg。

【预防与调理】

1. 均衡饮食，戒烟戒酒。

2. 减少运动。长期频繁打网球、乒乓球和高尔夫球等运动，应尽量避免外伤和过度劳累。

3. 长期从事体力劳动者和不正确的手部发力会导致患处损伤加重，注意避免劳伤。

（五）肱骨内上髁炎

【概述】

由急性损伤或慢性劳损，引起肱骨内上髁或周围软组织炎性改变，称为肱骨内上髁炎，又称高尔夫球肘，多见于青壮年体力劳动者，其发病率比肱骨外上髁炎少得多。肱骨内上髁为桡侧腕屈肌群及旋前圆肌起始点，肱骨内上髁炎的病机与肱骨外上髁炎（网球肘）相似，但作用外力相反。

【病因病机】

多为慢性损伤引起。主要是由于反复或过度肘外翻、外旋及屈腕活动，如网球运动员、矿工、纺织工等，导致附着于肱骨内上髁的旋前屈肌肌群损伤，主要包括屈指、屈腕肌和前臂旋前肌的反复损伤和紧张而发生的疲劳性劳损。

【临床表现与诊断】

1. 症状与体征

(1) 疼痛：患者逐渐出现肘关节外侧痛，在用力握拳、伸腕时疼痛加重以致不能持物。严重者拧毛巾、扫地等细小的生活动作均感困难。检查时仅在肱骨外上髁、桡骨头及二者之间有局限性和极敏锐的压痛。皮肤无炎症，肘关节活动一般不受影响。

(2) 伸肌腱牵拉试验阳性：伸肘握拳，屈腕，然后前臂旋前，此时肘外侧出现疼痛为阳性。有时疼痛可牵涉前臂伸肌中上部。

2. X 线检查　一般无异常表现，严重者局部可有骨膜增生改变。

3. 鉴别诊断

(1) 滑囊炎：肱骨内上髁炎长期不愈，反复摩擦和压迫滑囊，引起肘关节周围局部肿胀、僵硬或疼痛、皮肤红肿。而且滑囊内充满积液或黏液，使局部触觉柔软，而富有弹性。

(2) 肘关节尺侧副韧带损伤：外展外旋应力常伤及本韧带的前束及后束，合并滑膜损伤，关节肿胀、内侧间隙压痛，伸肘屈肘外翻痛阳性，X 线检查可见关节间隙增大。

【治疗】

1. 手法治疗

(1) 弹拨法：以右侧为例，医者与患者相对而坐，左手握患肢，右手在肘关节内侧痛点先用指揉法放松周围软组织，然后用单侧拇指垂直屈肌附着点行分筋手法，以松解周围粘连。

(2) 曲肘旋后过伸法：患者旋后位，掌心向上，医者右手拿腕，左手托肘尖，使患肢旋前屈肘，然后旋后伸肘，同时左手向上用力推托肘尖，随之在肘内侧可感到有撕裂样的声响。

2. 中药治疗　同"肱骨外上髁炎"。

3. 功能锻炼　主动屈肘和前臂旋后、过伸等，每日 5～10 次。

4. 其他疗法　局部封闭疗法：将药物注射入压痛点及其周围封闭，一般选用 1% 利多卡因 3～5ml 和维生素 B_{12} 注射液 0.5mg，曲安奈德 40mg。

【预防与调理】

1. 戒烟、戒酒，烟酒不利于炎症的恢复。

2. 多吃富含膳食纤维的食物，少吃油腻食物，保持大便的通畅。这样有利于身体毒素的排出，有利于疾病的恢复。

3. 不吃辛辣、刺激的食物，如葱、蒜、辣椒、烧烤、海鲜等，以上均不利于炎症的恢复。

（六）腕管综合征

【概述】

腕管综合征是由于腕管内容积较少或压力增高，使正中神经在腕管受压而表现出的一组症状和体征，属于周围神经卡压综合征中最常见的一种。患者表现为手掌桡侧及桡侧三个半手指疼痛，大鱼际肌萎缩，拇指外展、对掌无力，正中神经分布区感觉迟钝。

【病因病机】

由于正中神经在腕管受压所引起的指端麻木的一种病症。常见病因有以下 3 种。

第一，腕管压力增大。长期反复用力进行手部活动可使手和腕发生慢性劳损。尤其是女性。大量肌腱、滑膜水肿使管腔压力增高正中神经受压。风湿和类风湿疾病，产后或闭经期内分泌功能紊乱，以及胶原性疾病和掌长肌先天性肥大，均可诱发正中神经受卡压。

第二，腕管容积减少。如月骨脱位、桡骨下段骨折畸形愈合、腕横韧带增厚亦可使腕管缩小，压迫正中神经。

第三，腕管内容物增多。如常见的腱鞘囊肿、脂肪瘤等。

【临床表现与诊断】

1. 症状与体征

(1) 感觉障碍：为本病特征性症状，中年妇女多见，表现为拇指、食指、中指（第 1、2、3 手指）麻木、疼痛，开始为间歇性，渐呈持续性、进展性，可放射到上臂、肩部。常在夜间或清晨及劳累时加重，严重患者常常会夜间痛醒，甩手、局部按摩或上肢悬垂于床边时症状缓解。叩击腕部正中神经部位，患者手部正中神经支配区域会出现放射性疼痛或感觉异常。患者前臂与地面保持垂直，屈曲腕关节，约 30 秒后会感觉症状加重。

(2) 运动障碍：拇外展、屈曲和对掌肌力减弱。压迫腕掌侧可加重症状。做抓、握、搓、捻等动作时费力，严重者可见大鱼际肌萎缩。

2. X 线检查　X 线检查未见异常。

3. 鉴别诊断　神经根型颈椎病：由于神经根受压引起的麻木区不单在手指，前臂也有感觉减退。运动、腱反射也出现某一神经根受压的变化，但屈腕试验与腕叩诊试验（Tinel 征）为阴性。

【治疗】

1. 手法治疗　按压并揉摩外关、阳溪、鱼际、合谷、劳宫等穴位及痛点；然后将患手在轻度拔伸下缓缓旋转、屈伸桡腕关节；再用左手握腕，右手拇指、食指两指捏住患手拇指远节向远心端迅速拔伸，以发生弹响为佳，依次拔伸第 2、3、4 指。以上手法可每日 1 次，1～2 周后可望缓解。

2. 中药治疗

(1) 内服药：治宜祛风通络，内服小活络丸。

(2) 外用药：外用消炎止痛膏，并用海桐皮汤局部熏洗。

3. 功能锻炼　除练习各指屈伸活动外，逐步练习腕屈伸及前臂旋转活动，防止失用性肌萎缩和粘连。

4. 其他疗法

(1) 针灸疗法：取阳溪、外关、合谷、劳宫等，留针 20 分钟。

(2) 局部封闭疗法：将药物注射腕管内，一般选用 1% 利多卡因 3～5ml 和维生素 B_{12} 注射液 0.5mg，曲安奈德 40mg。

【预防与调理】

1. 积极治疗有关内分泌疾病，特别注意治疗糖尿病，积极控制血糖，最大限度避免诱发因素。

2. 合理安排时间，连续工作时间不宜过长，应有适当的工间休息，工间休息时应做手腕部锻炼操，以促进局部血液循环，减轻疲劳，增强耐受和适应能力。

3. 应用个体防护用品，如减震手套、护腕等，以加强手腕部保护，避免或减轻损伤。

4. 平时应养成良好的坐姿，不论工作或休息，都应该注意手和手腕的姿势，保持手腕伸直，不要弯曲，但也不要过度伸展；肘关节成 90°，坐时背部应挺直并紧靠椅背。

二、下肢常见病损

（一）髋关节扭伤

【概述】

髋关节扭伤多见于青少年的运动损伤及体力劳动者的工作伤。临床主要表现为髋部疼痛和髋关节活动受限，而肿胀、皮肤青紫因髋关节位置较深，一般不明显。在扭伤的急性期，让患者减少受伤部位随意活动，否则会因软组织得不到充分修复，而使新鲜扭伤变成陈旧扭伤，使疼痛、瘀肿不易消退。

【病因病机】

髋关节扭伤常因较大暴力引起。髋关节是人体关节中活动较大的关节，负担着上身的重量，在运动和工作时要承受比静止大几倍的重量，超负荷工作，运动员超负荷训练，使关节过度损耗；体型肥胖者则负担更重。感受风湿寒邪侵袭，乃至伤及膝关节。

【临床表现与诊断】

1. 症状与体征

(1) 疼痛：髋关节周围疼痛，由于扭伤而导致周围组织损伤，从而引起关节周围的疼痛，尤其是以屈髋或伸髋活动时最为严重。

(2) 水肿：髋关节周围水肿，由于扭伤后出血而引起髋部周围的水肿、肿胀。

(3) 发热：髋部扭伤以后出血，血肿的吸收可以引起人体功能的发热，但是一般不超过 38.5℃。

2. X 线检查 确定有无关节脱位，有无合并骨折等。

3. 鉴别诊断

(1) 髋部骨折：外伤力量较大，伤后髋部肿胀、疼痛明显，功能明显受限，可触及骨擦感及异常活动，下肢远端外旋畸形，X 线检查可见骨折。

(2) 髋关节炎：无外伤史，由于髋关节内发生细菌性感染或无菌性炎症，导致髋关节的疼痛，并伴有肿胀和发热。细菌性感染可通过化验检查进一步明确。

【治疗】

1. 一般性处理 包括立刻停止运动，限制患侧髋关节活动。如果需要的话，还要给髋关节一个临时的制动，可以用支具或用牵引。

2. 中药治疗 可中药内服，如桃红四物汤加减；也可中药外敷。

3. 西药治疗 如果疼痛较明显，可以选用非甾体镇痛药，如口服吲哚美辛肠溶片。若肿胀较严重，可以用脱水的药物，如甘露醇注射液静脉滴注。若积液较明显，可行穿刺抽液。

4. 其他疗法 康复治疗主要是指热疗、微波，但需要在出血期过后，通常是受伤 48 小时之后再进行。

【预防与调理】

1. 纠正不良姿势，避免运动损伤或劳动损伤。

2. 加强锻炼是预防髋关节扭伤的有效方法之一。

（二）髋关节滑膜炎

【概述】

髋关节滑膜炎，又称暂时性髋关节滑膜炎、一过性滑膜炎，是髋关节内滑膜因受伤、细菌或病毒感染、关节紊乱等而产生的炎症，主要表现为髋关节疼痛、肿胀、关节功能障碍。本病好发于 3—10 岁的儿童，发病高峰为 3—6 岁，男童多见，一般为急性发作，要及时发现异常送往医院就医，以免发展为股骨头缺血性坏死。有的患者经手法治疗后症状很快缓解，有的患者经 1～2 周休息后可自愈。

【病因病机】

本病病因尚不明确，可能与髋关节受伤、感染、变态反应有关。外力对髋部的撞击导致髋关节损伤，进而引发髋关节滑膜炎。髋关节滑膜被病毒、细菌感染引起感染性髋关节滑膜炎。类风湿关节炎、痛风或强直性脊柱炎等疾病可能会导致髋关节滑膜的慢性炎性，从而也会引起髋关节滑膜炎。

【临床表现与诊断】

1. 症状与体征　髋部及腹股沟区疼痛、肿胀，一般是单侧疼痛，严重者会出现行动不便。髋关节滑膜炎起病时单侧髋关节或腹股沟疼痛，按压关节腔处有明显压痛，运动时加重。由于炎性反应，疼痛处会有明显肿胀，严重者可出现行走困难，走路姿势改变、跛行等表现。年龄比较小的患儿会出现夜啼。

2. X 线检查　一般骨质无异常表现，表现为髋关节周围软组织肿胀。

3. 鉴别诊断

(1) 风湿性关节炎：其临床表现十分相似，但常累及多个关节，可以通过实验室检查来鉴别。风湿性关节炎的红细胞沉降率更快，白细胞计数更高，髋关节滑膜炎的白细胞计数正常或轻微升高，由此可以鉴别。

(2) 髋关节结核：为慢性疾病，病史较长，并可表现为全身中毒症状，患者有食欲减退、消瘦的症状，而髋关节滑膜炎局限于关节，无全身症状。

【治疗】

患病期间应该减少活动，避免劳累，同时可以适当地进行运动康复训练，防止肌肉萎缩。疼痛较轻，局部肿胀的患者可热敷治疗。患髋热敷及中药贴敷以活血化瘀，消肿止痛，通络散寒为法。髋关节滑膜炎症状轻者，先观察、制动、避免劳累；严重者在疼痛加重时要及时干预治疗，常用手法加药物治疗。

1. 手法治疗　屈曲复位法，患儿仰卧，术者站于患侧，一手固定髂前上棘，另一手握持患肢踝关节顺势牵拉，并逐渐内旋，做髋关节屈曲内收动作，再逐渐伸直，反复 2～3 次后再与健侧对比长短，相等即可。

2. 中药治疗　髋关节滑膜炎多因疲劳、气血瘀滞、经脉失和、经络闭阻所致，属于"痹证"范畴，治疗应以清热解毒，活血通络为原则。

3.西药治疗 口服非甾体抗炎药物。

【预防与调理】

1.运动前要热身，在进行力量训练时尽量佩戴护具，及时积极治疗关节损伤。

2.积极治疗原发疾病，若患有类风湿关节炎、强直性脊柱炎、痛风等疾病，需要积极治疗。

3.髋关节滑膜炎患者一般半年复诊一次，需要做影像学检查看具体恢复情况。

（三）膝关节半月板损伤

【概述】

半月板损伤是一种最常见的膝关节软骨损伤。当患者在活动过程中做半蹲姿势用力扭曲或旋转膝盖、急停急转等动作时，特别是作用于承重腿，很可能会造成半月板损伤。

【病因病机】

半月板具有缓冲作用，可以防止关节面软骨受冲击造成的损伤。半月板损伤可由外伤引起，也可由退变引起，一般由剧烈对抗运动和年龄上升导致的软骨组织退化引起。

【临床表现与诊断】

1.症状与体征

(1)疼痛与肿胀：多数患者有明显外伤史，经常会出现关节肿胀、僵硬、疼痛、屈伸活动受限等症状。损伤的瞬间有种骨骼爆裂的感觉，受伤后立即产生剧烈疼痛，疼痛范围在损伤的一侧，随时间的延长疼痛可减轻。受伤一段时间后，患者可出现膝关节肿胀，皮下淤血。肿胀是由于损伤使滑液分泌增加、渗出增多，从而发生关节内积液。

(2)活动障碍：当患者尝试活动屈伸膝关节时，可能会有关节被锁定的感觉，膝盖无法完全伸直或弯曲。

2. X 线检查　X 线检查早期未见异常。中晚期改变为关节间隙变窄，积液较多时则出现间隙增宽及关节囊肿胀。

【治疗】

急性期治疗可以手法解除"交锁"情况并固定膝关节；部分患者采用保守疗法可以缓解疼痛，并随时间推移而自行痊愈。非手术治疗没有效果、症状和体征明显患者，应在确诊膝关节半月板损伤的基础上尽早进行手术治疗，可行关节镜下半月板缝合术或部分切除术，以防膝关节处发生创伤性关节炎。

【预防与调理】

1. 半月板损伤是物理性损伤，从理论上讲没有明显饮食方面的禁忌，可适当增加营养以促进半月板组织愈合。

2. 在营养均衡的同时，还应重视控制体重，饮食要适当有节度。当体重控制好、营养充足，半月板的负荷会相应减少，有利于半月板愈合。

3. 卧床休息，尽量避免膝关节受力，需要限制患者膝关节的活动，包括行走。中老年人要尽量避免长期长距离行走。

4. 体育运动前要做好热身活动，提高肌肉的应激水平，对关节具有良好的保护作用。

（四）膝关节骨性关节炎

【概述】

膝关节骨性关节炎，是指由于膝关节软骨变性、骨质增生而引起的一种慢性骨关节疾患，又称膝关节增生性关节炎、退行性关节炎及骨性关节病等。本病起病缓慢，往往有劳累史，多发生于中老年人，也可发生于青年人，女性多于男性；可单侧发病，也可双侧发病。

【病因病机】

1. 慢性劳损　长期姿势不良，负重用力，体重过重，导致膝关节软组织损伤。

2. 肥胖　体重的增加和膝骨性关节炎的发病成正比。肥胖者体重下降则可降低膝骨关节炎的发病率。

3. 骨密度 当软骨下骨小梁变薄、变僵硬时，其承受压力的耐受性就会减少，因此，骨质疏松者出现骨性关节炎的概率比较大。

4. 外伤和力的承受 频繁性膝关节损伤，如骨折、软骨、韧带的损伤。异常状态下的关节，如在髌骨切除术后关节处于不稳定状态时，当关节承受肌力不平衡并加上局部压力，就会出现软骨退行性变。

5. 性别 本病多见于女性。

【临床表现与诊断】

1. 症状与体征

(1) 疼痛：膝关节痛是本病患者就医时的常见主诉。活动时疼痛加重，其特点是初起疼痛为阵发性，后为持续性，劳累及夜间更甚，上下楼梯疼痛明显，尤其下楼时为甚，呈单侧或双侧交替出现。严重者出现膝内翻畸形。

(2) 活动受限：膝关节活动受限，甚则跛行。极少数患者可出现交锁现象或膝关节积液。

(3) 弹响：关节活动时可有弹响、摩擦音，部分患者关节肿胀，日久可见关节畸形。

2. 诊断

(1) 反复劳损或创伤史。

(2) 膝关节疼痛和发僵，早晨起床时较明显，活动后减轻，活动多时又加重，休息后症状缓解。

(3) 后期疼痛持续，关节活动明显受限，股四头肌萎缩，关节积液，甚至出现畸形和关节内游离体。

(4) 膝关节屈伸活动时可扪及摩擦音。

(5) 膝关节正侧位 X 线片，显示髌骨、股骨髁、胫骨平台关节缘呈唇样骨质增生，胫骨髁间隆突变尖，关节间隙变窄，软骨下骨质致密，有时可见关节内游离体。

3. X 线检查 X 线检查对于发现骨性关节炎有很大帮助。X 线检查不仅能发现骨性关节炎，而且可观察疾病的发展和疾病的严重程度，对治疗做出有效检测。

【治疗】

治疗包括手术治疗和非手术治疗（保守疗法），非手术治疗包括理疗、针灸、药物、注射疗法（玻璃酸钠注射液 2ml 关节腔注射）和中医中药治疗等。

【预防与调理】

1. 控制体重，避免肥胖，减轻膝关节负担。

2. 注意走路和劳动的姿势，不要扭着身体走路和干活，避免长时间下蹲。

3. 不要穿高跟鞋，穿厚底而有弹性的软底鞋，以减少膝关节所受的冲击力。

4. 参加体育锻炼时要做好准备活动，轻缓地舒展膝关节，让膝关节充分活动开以后再进行剧烈运动。

5. 天气寒冷时应注意保暖，必要时戴上护膝，防止膝关节受凉。

（五）踝关节扭挫伤

【概述】

踝关节是人体距离地面最近的一个大关节，根据承重的情况来看，踝关节是全身负重最多的关节，在日常生活中踝关节的稳定性起到非常重要的作用。同时因踝关节负重最多，其也是最容易受伤的部位。踝关节扭伤是最常见的运动损伤，占所有运动损伤的 30%。踝关节扭伤常因踝关节周围的韧带损伤导致，相关的韧带主要有 3 组，分别为内侧副韧带、外侧副韧带和下胫腓韧带。根据损伤韧带的不同，踝关节扭伤可以分为 3 类，即内侧踝关节扭伤、外侧踝关节扭伤和高位踝关节扭伤。

【病因病机】

踝关节扭伤常因意外扭伤导致踝关节周围韧带损伤，好发于运动爱好者和穿高跟鞋者。其诱发因素包括体育活动、在不平的道路上行走及穿高跟鞋。这些情况都会使踝关节处于一种容易损伤的状态，会诱发踝关节扭伤的发生。

踝关节的扭挫伤属中医学的伤筋范畴，由于突发的踝关节过度扭转导致局部经脉受损，络破血溢，瘀血阻滞经络不通，气滞血瘀，筋肉痹阻，不通则痛，发为肿胀。

【临床表现与诊断】

1. 症状与体征　踝关节扭伤因韧带损伤程度可分为轻微、略重、严重扭伤，典型症状为疼痛、肿胀、皮下瘀斑，随损伤程度的增加其严重程度加重。若踝关节扭伤后坚持活动，疼痛会加重。并发症常有肌肉拉伤、肌腱拉伤和骨关节炎。

(1) 轻微扭伤：多有韧带拉伤但没有撕裂，踝关节能保持相对稳定，可以行走，但行走过程中疼痛会加剧，踝关节周围皮肤肿胀、瘀斑等。

(2) 略重扭伤：部分韧带撕裂，甚至有时可听到撕裂声，踝关节有不同程度的不稳定，不能独立行走，踝关节疼痛剧烈。随着时间的延长，踝关节疼痛、肿胀、瘀斑会越来越严重。

(3) 严重扭伤：一根或多根韧带完全撕裂，可能伴有踝关节周围骨折，此时踝关节十分不稳定，甚至有摇摆感，患者因疼痛而无法行走，局部肿胀和瘀斑最严重。

踝关节扭伤过后，患部周围组织肿胀，受损韧带不能让踝关节保持正常的功能。此时若坚持进行活动，肿胀的组织及错位的踝关节会进一步挤压周围的痛觉神经，使患者感到疼痛。

2. X 线检查　一般进行踝关节正侧位 X 线片，排除踝关节的骨折。

3. 诊断　踝关节扭伤满足明确的踝关节扭伤病史，疼痛、局部肿胀、皮下瘀斑三个典型表现满足一个即可确诊。

【治疗】

由于踝部扭伤的病因和发病机制明确，是可以治愈的，治疗周期一般为2～3个月。对于踝关节扭伤的患者，药物治疗方面可用布洛芬、吲哚美辛止痛，红花油舒筋活血。在手术治疗方面，主要采用的手段有踝关节镜手术、稳定性重建手术。

【预防与调理】

踝关节扭伤常常在意外的情况下发生，目前没有对踝关节扭伤进行早期筛查的办法。对于踝关节扭伤的预防有很多有效的方法，主要包括在要进行体育活动前进行充分热身，行走时不要分心，对于曾经有踝关节扭伤的患者要加强踝关节的训练，在进行运动时要穿合脚的鞋子。

（六）跟痛症

【概述】

跟痛症，指由多种慢性疾患所致的足跟跖面疼痛，步行或站立时疼痛加重，肥胖者多见，常见于中老年人，特别是 45—60 岁发病最多。临床以单足或双足跟部在站立或行走时疼痛为主要特征，给患者日常生活带来极大的影响。

【病因病机】

本病多由跟骨结节附着处受到长期、持久、过大的牵拉而发生的慢性损伤所致。

【临床表现与诊断】

1. 症状与体征　临床表现为病程缓慢，足跟跖面疼痛，步行或站立时疼痛加重，足跟骨跖面内侧结节处有局限性压痛。人在行走时骨刺与周围肌肉、腱膜等软组织产生摩擦，造成不同程度的组织损伤，促使足跟局部发生无菌性炎症。炎症及其代谢产物刺激足部的神经末梢，从而出现疼痛及不适。此外，行走时骨刺对足底部皮肤及软组织的压迫、跟骨内血液瘀积、骨内压增高也是产生疼痛的原因。

疼痛轻者走路或久站后逐渐疼痛，重者足跟肿胀不能站立或行走，疼痛甚至涉及小腿后侧。

2. X 线检查　一般骨质无异常表现，表现为髋关节周围软组织肿胀。

3. 鉴别诊断　跟骨骨刺，又称跟骨骨质增生，因附着在跟骨的腱膜、肌腱的反复牵拉，在肌肉附着处形成椎状的骨质增生，是一种退行性无炎症性疾病。跟骨骨刺往往和跟痛症同时存在，但跟骨骨刺并不一定是跟痛症的原因。

【治疗】

治疗主要针对疼痛进行对症治疗，有手术指征者可手术治疗。

1. 热敷 热敷可促进血液循环，是减轻疼痛的有效方法。每天早晚用热水疱足 15～20 分钟，同时双足相互做摩擦运动，效果更佳。

2. 按摩 可用手指在足跟部按摩，用拇指挤压足底部皮肤，顺时针和逆时针方向交替进行。

3. 理疗 在疼痛局部做针灸、红外线等治疗。

【预防与调理】

1. 尽量减少走动，不负重，并注意防寒保暖。

2. 选择合适的鞋子，应少穿质地较硬的皮鞋，多穿舒适的布鞋，号码可略大些，并且加用软一些的鞋垫。可将厚鞋垫部分挖空，使骨刺不与鞋底直接接触，以减轻疼痛。

3. 平时注意调节饮食和生活方式，保持积极乐观的情绪。

（七）跖筋膜炎

【概述】

筋膜炎是指肌肉和筋膜的无菌性炎症反应，当机体受到风寒侵袭、疲劳、外伤或睡眠位置不当等外界不良因素刺激时，可诱发肌肉筋膜炎的急性发作。

【病因病机】

当机体受到风寒侵袭、疲劳、外伤或睡眠位置不当等外界不良因素刺激时，可以诱发肌肉筋膜炎的急性发作。现代医学认为，当跖筋膜承受了超过其生理限度的作用力时，这种反复长期的超负荷将诱发炎症，形成退变、纤维化，导致跖筋膜炎。

【临床表现与诊断】

典型症状是在晨起或长时间休息后开始站立行走时，逐渐出现跟底及足心的疼痛，体检可有整个跖筋膜的压痛，以跟骨结节内侧处明显，足趾、踝关节在被动背伸时疼痛和压痛更明显。

急性伤者多有外伤史，如行走时足部突然踩到坚硬物或下楼时不小心足跟着地过猛，慢性损伤者多见于 40 岁以上的中老年人，女性较男性多发，起病缓慢，可有数年病史，临床表现为足底疼痛，不敢行走，检查时可见足底中部压痛明显、拒按，跛行。

【治疗】

常用的非手术治疗包括：鞋垫及填充物、矫形鞋、物理方法治疗、牵拉疗法、口服非甾体抗炎镇痛药、压痛点局部封闭、局部注射等。

1. 局部封闭疗法　首先对注射点进行定位，以压痛点为注射点，常规碘酒、酒精消毒，铺巾，左手拇指按压痛点，右手持针刺入，一般局部有酸胀感，回抽无血后注入 2% 利多卡因、醋酸泼尼松龙、维生素 B_{12} 的混合液，每一痛点注射混合液 2～3ml，注射后局部按摩 5 分钟。每周 1 次，一般注射 2～3 次为宜，治疗期间避免剧烈活动。

2. 外用膏药　中医学认为，足跖筋膜炎的病因病机为肾虚正气不足，寒湿为患。足居下而多受寒湿，肾阴肾阳的虚损导致正气不足，寒湿之邪乘虚而入，凝滞于下，致筋脉瘀滞，瘀血内阻，不通则痛。治疗比较理想的方法属外用膏药，外敷膏药贴于足跟肌表，刺激神经末梢，扩张血管，促进局部血液循环，改善周围组织营养，达到消肿消炎和镇痛的目的。中医内调外治之法，一方面能修复受损筋膜，清除瘀血，解除肌肉痉挛，另一方面可滋补肾阴，调养机理，行气活血，攻补结合，故在治疗筋膜炎上有标本兼治的功效。

3. 小针刀　小针刀治疗的原理在于骨膜下剥离、松解炎症造成的粘连，以促进炎症的吸收而达到治疗目的。故临床上用此方法治疗可达立竿见影之效，但松解后的骨膜可再次粘连而复发疼痛，临床屡见不鲜。

患者取俯卧位，医者在患者足跟下仔细找到压痛点及条索状反应物后常规消毒，取 1.5 寸毫针从跟骨结节条索状反应物的远端与皮肤成 15° 进针，部位务必准确，若刺中条索状反应物患者应有尖锐酸胀的针感；然后将针平刺向跟骨结节，以 3～5mm 的小幅提插手法把触到的条索状反应物全程刺激 1 遍即可出针，全程不应该超过 1 分钟。针刺后第 2 天可做推拿手法治疗巩固疗效，1 周后检查效果，若不愈便可重复治疗。

【预防与调理】

1. 最好不要赤足踏地，避免行走于凸凹不平的路面。

2. 在接受脚底按摩时，千万不要硬着头皮忍痛，疼痛难耐时一定要请按摩师放轻力道或停止。

3. 尽量穿软底运动鞋。

第8章
四肢常见骨折

一、常用骨折整复手法与操作原则

中医学在防治骨折方面有悠久的历史，积累了丰富的经验，对骨折的治疗原则和治疗方法至今仍被广泛应用。新中国成立后，我国医学工作者博采中西医之长处，实行中西医结合的治疗方法，使骨折的治疗取得了对位好、愈合快、疗程短、功能恢复好、后遗症少的良好效果。

（一）常用手法

根据骨折的部位、类型、移位方式灵活选择，包括手摸心会、拔伸牵引、旋转屈伸、提按端挤、夹挤分骨、折顶回旋、摇摆触碰、推拿按摩等整骨手法，来纠正骨折端的各种移位。

手法整复时应注意做到稳妥有力、轻巧准确，充分利用杠杆原理复位，使骨折复位而不增加损伤，力争一次手法整复成功。

骨折复位时还必须掌握"子求母"原则，即以骨折远端去对接骨折近端。因骨折后近骨折端与躯干相连，位置较恒定，不易变动，而远骨折端则易出现各方向移位，故骨折整复时应用骨折远端对合骨折近端才易于复位。但个别部位骨折也有例外，如尺骨鹰嘴骨折、髌骨骨折，整复时则是以骨折近端去对合骨折远端。

1. 手摸心会　本法为行手法前的必要步骤。骨折整复前术者必须用手触摸骨折部位，触摸时先轻后重，由浅及深，由远到近，两头相对，确实了解骨折端在肢体内移位的具体方位，再与X线检查所显示的骨折端移位情况结合起来，在头脑中构成一个骨折移位的立体形象，以达到良好的治疗效果。正如《医宗金鉴·正骨心法要旨·手法总论》所说："知其体相，识其部位，一旦临证，机触于外，巧生于内，手随心转，法从手出，……法之所施，患者不知其苦"。

2. 拔伸牵引 拔伸是正骨手法中的重要步骤，用于克服肌肉拮抗力，矫正患肢的重叠移位，恢复肢体的长度。按照"欲合先离，离而复合"的原则，拔伸时肢体先保持在原来的位置，沿肢体的纵轴做对抗牵引，然后按照整复步骤改变肢体的方向，持续牵引。牵引力的大小以患者肌肉强度为依据，要轻重适宜，持续稳妥。小儿、老年人及女性患者，牵引力不能太大；反之，青壮年男性患者肌肉发达，牵引力应加大。对肌群丰厚的患肢，若股骨干骨折应结合骨牵引，而肱骨干骨折，肌肉发达，在麻醉下骨折的重叠移位容易矫正，如果用力过大，常使断端分离，造成不愈合。

3. 旋转屈伸 本法主要用于矫正骨折断端的旋转及成角畸形。某些靠近关节部位的骨折，有时牵引力量越大，成角畸形越严重，主要是短小的骨折段受单一方向肌肉牵拉过紧所致。单轴关节（只能屈伸的关节）只有将远骨折段连同与之形成一个整体的关节远端肢体共同旋向骨折近端所指的方向，畸形才能矫正，重叠移位也能较省力的克服。因此，肢体有旋转畸形时可由术者手握其远端，在拔伸下围绕肢体纵轴向左或向右旋转，以恢复肢体的正常生理轴线。屈伸时术者一手固定关节近端，另一手握住远端沿关节的冠轴摆动肢体，以整复骨折脱位。如伸直型的肱骨髁上骨折，应在牵引下屈曲，屈曲型则应伸直。伸直型股骨髁上骨折可在胫骨结节处穿针，在膝关节屈曲位牵引；反之，屈曲型股骨髁上骨折，则需在股骨髁上处穿针，将膝关节处于半屈曲位牵引，骨折才能复位。多轴性关节（如肩、髋）附近的骨折，骨折一般在三个平面上移位（水平面、矢状面、冠状面），复位时需改变几个方向才能将骨折复位。如肱骨外科颈内收型骨折复位时，牵引方向先在内收、内旋位，而后外展位，再前屈上举过头，最后内旋扣紧骨折面，把上举的肢体慢慢放下来，如此才能矫正骨折断端嵌插、重叠、向外向前成角及旋转移位。总之，骨折端常见的四种移位（重叠、旋转、成角、侧方移位）经常同时存在，在对抗牵引下一般首先矫正旋转及成角移位，而后远、近骨折段才能轴线相对，重叠移位才能较省力的矫正。

4. 提按端挤 本法主要用于骨折断端间的侧方移位。重叠、旋转及成角畸形矫正后，侧方移位就成了骨折的主要畸形。侧方移位可分为前后侧移位和内外侧移位。前侧移位用提按手法，操作时医者两手拇指按突出的骨折一端向后，两手四指提下陷的骨折另一端向前。内外侧移位用端挤手法，操作时医者一手固定骨折近端，另一手握住骨折远端（用四指向医者方向用力谓之端，用拇指反向用力谓之挤），将向外突出的骨折端向内挤压。经过提按端挤手法，骨折的侧方移位即得到矫正。但在操作时手指用力要适当，方向要正确，部位要对准，着力点要稳固。术者手与患者皮肤要紧密接触，通过皮下组织直接用力于骨折端，切忌在皮肤上来回摩擦，以免损伤皮肤。

5. 摇摆触碰　摇摆手法用于横断型、锯齿型骨折。经过上述整骨手法，一般骨折基本可以复位，但横断、锯齿型骨折其断端间可能仍有间隙。为了使骨折端紧密接触，增加稳定性，术者可用两手固定骨折部，由助手在维持牵引下轻轻地左右或前后方向摆动骨折的远端，待骨折断端的骨擦音逐渐变小或消失，则表明骨折断端已紧密吻合。触碰法用于需使骨折部紧密嵌插者，横型骨折发生于干骺端时，骨折整复夹板固定后，可用一手固定骨折部的夹板，另一手轻轻叩击骨折远端，使骨折断端紧密嵌插，复位更加稳定。

6. 夹挤分骨　本法主要用于矫正两骨并列部位的骨折，如尺腕骨双骨折、胫腓骨、掌骨与跖骨骨折等。骨折段因受骨间膜或骨间肌的牵拉而呈相互靠拢的侧方移位。整复骨折时可用两手拇指及食、中、无名三指由骨折部的掌背侧对向夹挤两骨间隙，使骨间膜紧张，使靠拢的骨折端分开，远近骨折段相对稳定，并列双骨折就像单骨折一样一起复位。

7. 折顶回旋　横断或锯齿型骨折，若患者肌肉发达单靠牵引力量不能完全矫正重叠移位时，可用折顶法。操作时术者两手拇指抵于突出的骨折一端，其他四指重叠环抱于下陷的骨折另一端，在牵引下两拇指用力向下挤压突出的骨折端，加大成角，依靠拇指的感觉，估计骨折的远近端骨皮质已经相顶时，而后骤然反折。同时环抱于骨折另一端的四指将下陷的骨折端猛力向上提起，而拇指仍然用力将突出的骨折端继续下压，如此较容易矫正重叠移位畸形。用力大小以原来重叠移位多少而定。用力的方向可正可斜。单纯前后移位者，正位折顶；同时有侧方移位者，斜向折顶。通过这一手法不但可以解决重叠移位，也可以矫正侧方移位，多用于前臂骨折。

回旋手法多用于矫正背向移位的斜形骨折、螺旋形骨折，或有软组织嵌入的骨折。有组织嵌入的横断骨折，需加重牵引，使两骨折段分离，解脱嵌入骨折断端的软组织，而后放松牵引，术者分别握远、近骨折段，按原来骨折移位方向逆向回旋，使断端相对，从断端的骨擦音来判断嵌入的软组织是否完全解脱。

背向移位的斜形骨折，虽用大力牵引也难使断端分离，因此必须根据受伤的力学原理判断背向移位的途径，以骨折移位的相反方向施行回旋手法。操作时必须谨慎，两骨折段应相互靠拢，以免损伤软组织，若感到回旋时有阻力应改变方向，使背向移位的骨折达到完全复位。

8. 推拿按摩 本法适用于骨折复位后，调理骨折周围的软组织，使扭转曲折的肌肉、肌腱随着骨折复位而舒展通达，尤其对关节附近的骨折更为重要。操作时手法要轻柔，按照肌肉、肌腱的走行方向由上而下顺骨捋筋，达到散瘀舒筋的目的。

（二）治疗原则

骨折治疗的总原则：固定与活动统一，局部与整体兼顾，筋与骨并重，手法与药物结合，医生与患者合作。

1. 明确诊断 复位之前医者对病情要有充分了解，根据病史、受伤机制和 X 线检查结果做出明确诊断，同时分析骨折发生机制、骨折类型及移位方向，选择有效的整复方法。

2. 早期正骨复位 只要患者周身情况允许，整复时间越早越好。骨折后半小时内局部疼痛、肿胀较轻，肌肉尚未发生痉挛，最易正骨复位。伤后 4～6 小时内局部瘀血尚未凝结，复位也较容易。一般成人伤后 7～10 天均可考虑手法整复，但时间越久复位越困难。

3. 病情重者应暂缓手法整复 对多发性骨折、严重骨盆骨折发生出血性休克，合并内脏损伤，以及脑外伤重症患者等，均需暂缓进行正骨手法。可采用临时固定或持续牵引等法，待危重病情好转后再考虑骨折复位。

4. 选择适当麻醉 患者一般情况好，骨折不复杂，就诊时间短者，可不用麻醉；伤后时间长，局部肿硬，骨折较为复杂，估计复位有一定困难者，上肢可采用臂丛神经阻滞麻醉，下肢可采用坐骨神经和股神经阻滞麻醉或硬膜外麻醉，尽可能不用全身麻醉。

5. 掌握复位标准 骨骼是人体支架，它以关节为枢纽，通过肌肉收缩活动而进行运动，当肢体受到外力造成骨折后，骨折断端发生移位，肢体就失去了骨骼支架作用，而不能正常活动。因此，在治疗骨折时要先进行骨折复位，以恢复骨骼支架作用。骨折对位越好，支架越稳定，固定也越稳妥，骨折才能顺利愈合，功能恢复满意。为此对每一个骨折都应认真整复，争取达到或接近解剖对位。如果某些骨折不能达到解剖对位，也应根据患者年龄、职业和骨折部位不同，达到功能对位。功能对位即骨折在复位后无重叠移位、旋转、成角畸形得到纠正，肢体 X 线正常，长度相等，骨折愈合后肢体功能可以恢复到满意的程度，不影响患者在工作和生活上的要求。对老年患者虽骨折对位稍差，肢体有轻度畸形，只要关节活动不受影响，能够自理生活，疗效也属满意。儿童骨折不能遗留旋转及成角畸形，轻度重叠和侧方移位在发育过程中可自行矫正。

6. 做好复位前准备　一是人员准备，即确定主治者与助手，明确分工。参加整复者应对患者全身情况、受伤的机制、骨折类型、移位情况等做全面了解，将 X 线检查所显示骨折情况与患者实体联系起来，仔细分析，确定整复手法及助手的配合等，做到认识一致，动作协调。二是器材准备，即根据骨折准备好一切所需要的物品，如纸壳、夹板、扎带、棉垫、压垫、石膏绷带及所需的牵引装置等，并备好急救药品，以防意外。

7. 操作要谨慎　术中医者精力要集中，应密切注意手下感觉，观察伤处外形变化，注意患者的反应，以判断手法效果，并防止事故发生。

8. 切忌使用暴力　拔伸牵引应缓慢用力，恰到好处，勿太过或不及；整复时着力部位要准确，用力大小、方向应视病情而定，不得施用猛力，以免因整复而增加新的损伤。

9. 力争一次复位成功　多次反复复位易增加局部软组织损伤，使肿胀更加严重，骨折复位后难以稳定，而且还能造成骨折迟缓愈合或关节僵硬，故应力争一次复位成功。

10. 避免 X 线损害　为了减少 X 线对患者和术者的损害，整复应尽量避免在 X 线下进行，如确实需要，应注意保护，缩短整复时间。在复位后进行常规 X 线复查，了解施法后的效果。

（三）注意事项

1. 全面掌握病情　要认真检查损伤情况，明确诊断，达到心中有数。如对损伤部位做到手摸心会。若为骨折，要了解其性质和移位方向；若为脱位，要了解是全脱、半脱及脱出的方向，有无并发骨折及受伤的时间等。若为筋伤，要了解肌腱、韧带有无断裂及粘连程度。注意患者全身体质情况。临证只有全面掌握病情，正确选用手法，才能达到治疗的目的。

2. 充分做好准备工作

(1) 准备好手法时所需要的一切器材，如夹板、扎带、绷带、外敷药物及急救药品等。

(2) 是否麻醉，以及采用何种麻醉方法。

(3) 指导患者采取适合实施手法的体位，并保持在一定舒适位置，使肌肉充分放松，使手法奏效。

(4) 确定手法，了解手法步骤，讲明助手应如何配合，医助思想统一，密切合作。

(5) 做好患者思想工作，将治疗效果及注意事项与患者说明，解除患者的思想顾虑，争取到患者的信赖与合作，达到医患合作，动作协调，方能取得满意效果。

3. 手法操作时的要求

(1) 术者与助手思想要集中，全神贯注，操作熟练，动作灵活，刚柔相济，随症施治。

(2) 施手法时应尽量减轻患者的痛苦，以患者有舒适、发热、松快、缓痛为宜。

(3) 注意解剖关系、经络循行途径、血液循环及淋巴回流的方向等，达到捋顺筋骨、活血散瘀的目的。

4. 手法治疗后的要求

(1) 手法后应立即夹缚固定，或外用药物等。

(2) 认真检查手法后的效果及其他病情，对骨折、脱位者，施法后需进行 X 线复查，并及时记录或图示。

（四）传统手法治疗特点

传统中医方法治疗骨折适用于各部位与各类型骨折，手法整复、小夹板固定、中药内治或外用、功能锻炼等，对绝大多数骨折具有骨折对位较好、愈合快、疗程短、功能恢复好、患者痛苦少、并发症少等优点。

（五）中西医结合治疗优势

常见骨折的中西医结合疗法及其理论早在 20 世纪 60 年代已得到国际广泛重视。近年国外也有人对"制动才能愈合"一类观点提出异议，认为固定的目的在于防止愈合不良，而非防止不愈合，连续过度的牵引则可使愈合延迟；主张运用未伤及的肌肉、韧带的功能来阻止软组织萎缩，维持局部张力，帮助局部血液循环。实践证明，中西医结合治疗骨折，在整复、固定、牵引、功能锻炼等方面，都具有骨折对位好、愈合快、疗程短、功能好、患者痛苦少、医疗费用少和并发症基本消除等优点。治疗时适当内服、外敷中草药可起到辅助作用。中草药在骨折愈合过程中所起的作用机制目前尚未研究明确。据临床与实验研究报道，已知某些具有行气散瘀，活血生新，续筋接骨功能的中草药对加强骨折端血运、清除凝血块与代谢分解物、促进纤维组织形成都有一定作用，可加速骨折的愈合，这方面的机制亟待进一步研究阐明。

中西医结合治疗骨折，各有所长，亦各有所短，两者都是在不同的历史文化环境中长期形成的医学科学，各有自己独特的理论体系和治疗方法。在新的原则指导下，取中、西医两者各自之长，补彼此之短，骨折的治疗范围不断扩大，效果不断提高。

（六）并发重危症的处理

1. 外伤性休克　休克的主要临床表现是面色苍白、四肢厥冷、出汗、肢端发绀、反应迟钝或烦躁不安、脉细数、血压下降等。该种并发症会在短时间内危及患者生命，宜及时抢救。

2. 感染　对于开放性骨折应尽早彻底清创，术后给予抗生素和内服祛瘀、清热、解毒的中药，以预防感染的发生。

3. 内脏损伤　内脏损伤多见于躯干部位骨折。应及时排查，必要时行外科探查治疗。

4. 重要动脉损伤　多见于严重的开放性骨折和移位较大的闭合性骨折。重要动脉损伤后，肢体远侧端可出现疼痛、麻木、皮肤冰冷、苍白或发绀、脉搏减弱或消失。应及时排查，及时处理。

5. 缺血性肌挛缩　上肢多见于肱骨髁上骨折或前臂双骨折，下肢多见于股骨髁上或胫骨上端骨折。对此种并发症应以预防为主，一旦发现，即刻处理。

6. 脊髓损伤　多见于较严重的脊柱骨折脱位，造成损伤平面以下的肢体瘫痪。搬运患者时应注意，避免二次损伤，及时对症处理。

7. 周围神经损伤　四肢部位骨折，若骨折移位较大可压迫、牵拉、挫伤附近神经，骨折后期骨痂包裹或肢体畸形也会损伤相应部位神经。神经损伤后，在该神经支配的区域会出现感觉、运动障碍及相应肢体畸形。

8. 脂肪栓塞　脂肪栓塞是骨折少见而又严重的并发症，严重者可造成肺栓塞或脑栓塞而危及生命。骨折早期应妥善固定患肢，减少不必要的搬动，有预防作用。

9. 坠积性肺炎　下肢和脊柱骨折，或截瘫患者，需较长时间卧床，致肺功能减弱，痰涎积聚，咳出困难，引起呼吸系统感染，老人常因此而危及生命。故此类患者在卧床期间应多做深呼吸，或主动按胸咳嗽帮助排痰，并注意练功，在不影响骨折治疗的情况下，可进行起坐和床上锻炼。

10. 褥疮　长期卧床而又不能翻身、变换体位的患者应加强护理，褥疮好发部位要保持清洁、干燥，或在局部加棉垫、空气垫圈以减少压迫，并定时翻身，变换体位时给予按摩。

11. 尿路感染　骨折患者长期卧床或合并截瘫者，长期留置导尿管，要在无菌条件下定期换导尿管和冲洗膀胱，并鼓励患者多饮水，保持小便通畅。

12. 损伤性骨化（骨化性肌炎）　关节内或关节附近骨折后，因损伤严重、固定不良、反复施行粗暴的整复手法和被动活动，致使血肿扩散或局部反复出血，渗入被破坏的肌纤维之间，血肿机化后，通过附近骨膜化骨的诱导，逐渐变为软骨，然后再钙化、骨化，而影响关节活动。临床上以肘关节部位较易发生。

13. 创伤性关节炎　关节内骨折整复不良而致畸形愈合，骨干骨折成角畸形愈合，使关节面不平整或关节面承重不平衡，长期磨损使关节软骨面损伤、退变而产生创伤性关节炎。

14. 关节僵硬　对关节内骨折并有较多积血时，应尽量抽净。外固定的范围和时间要恰到好处。在不影响骨折愈合的前提下，应进行早期的练功活动。

15. 缺血性骨坏死　骨折发生后，骨折端的血液供应因损伤而中断，可产生缺血性骨坏死。常见的有股骨颈骨折并发股骨头坏死，腕舟骨腰部骨折并发近端骨折块坏死，距骨颈骨折并发距骨体坏死等。

16. 迟发性畸形　少年儿童骨折，若骨骺损伤可影响该骨关节的生长发育，日后逐渐（常需若干年）出现肢体畸形。如肱骨外髁骨折可逐渐出现肘外翻，并牵拉尺神经而出现爪形手畸形。

二、上肢骨折

（一）锁骨骨折

【概述】

锁骨骨折，亦称缺盆骨损折、锁子骨断伤、井栏骨折断等，是人体常见骨折之一，居肩带骨骨折的首位（53.09%），占上肢骨折的 17.02%，占全身骨折的 5.98%。各年龄组均可发生，但多见于儿童及青壮年。

【病因病机】

间接暴力和直接暴力均可造成锁骨骨折，但多为间接暴力所致。《医宗金鉴·正骨心法要旨·锁子骨》曰："击打损伤，或骑马乘车，因取物偏坠于地，断伤此骨。"间接暴力多见于跌倒或运动损伤，多为仆跌时手或肘着地，或肩外侧受到撞击，冲击力顺着关节传导至肩锁关节和胸锁关节，使弯曲的锁骨受到挤压，多为横断型或短斜型骨折，偶有来自一侧肩部的传导暴力引起两侧锁骨骨折者。

直接暴力亦可从前方或上方作用于锁骨，常引起锁骨外 1/3 横断型或粉碎性骨折。

【临床表现与诊断】

1. 有外伤史。

2.患者头多向患侧倾斜，下颌偏向健侧，常用健侧手掌托患侧肘部。

3.骨折局部肿胀明显，有移位骨折可触及异常活动及骨擦音。

4.X线检查结果多数可确定骨折类型及移位情况。对疑有喙锁韧带损伤不能确定诊断时，可拍摄双肩应力X线片。

【治疗】

1.手法复位　常用的复位手法有以下几种。

(1)膝顶复位法：令患者坐凳上，挺胸抬头，双手叉腰，双肩外展。助手在背后一足蹬于凳缘上，将膝部顶住患者背正中，双手握其两肩外侧向背后徐徐拔伸，使患者挺胸、肩部后伸，以矫正骨折端重叠移位，并以骨折远端向上向后凑对骨折近端。术者立于患者前方，以两手拇、食、中指分别捏住骨折近端和远端，用捺正手法矫正侧方移位（图8-1）。

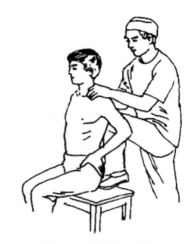

图8-1　膝顶复位法

(2)外侧牵引复位法：令患者坐凳上，一助手站于健侧，双手绕患肢腋下抱住其身，术者用一手握患侧上肢，提至肩平，并向后上方拔伸牵引，另一手拇、食、中三指捏住骨折端，用捺正手法使之复位，再将患肢徐徐放下。亦可由另一助手向后上方牵引患侧上肢，术者以两手拇、食、中指捺正复位。

(3)仰卧复位法：令患者仰卧床上，肩胛区用软枕垫高，助手按住健侧肩部向后压，术者一手按压患侧肩部向后、上、外，另一手拇、食、中指在骨折端进行端行捺正手法使之复位。

(4)穿腋复位法：令患者坐凳上，术者立于患侧，以同侧前臂伸入患者腋下，手腕背伸，手的内缘顶住肩胛骨外缘，使肩部后伸，前臂用力上挎，同时用胸部顶住患肘而使患肘内收，利用杠杆作用将骨折远端向外拔伸，以矫正重叠畸形，术者另一手拇指下按向上移位的骨折近端，使之复位（图8-2）。

2. 固定方法

(1) 对儿童青枝骨折或不完全骨折及成人无移位骨折，一般只用三角巾或颈腕悬吊带悬吊 1～2 周即可。对常见的锁骨中 1/3 或中外 1/3 有移位骨折，复位后可用 "8" 字绷带固定（图 8-3）、双圈固定及锁骨带固定。

(2) 对无喙锁韧带断裂的锁骨外端的有移位骨折，固定时主要是维持近段向下、远段向上。

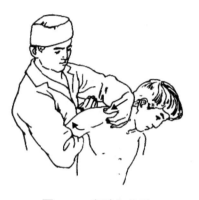

图 8-2　穿腋复位法

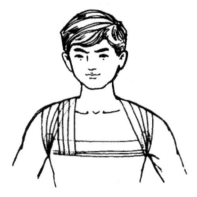

图 8-3　"8" 字绷带固定

3. 手术治疗　切开复位适应证：①合并血管、神经损伤者；②内侧骨折端移位穿入斜方肌等引起骨断端间软组织嵌入者；③开放性骨折或多发性骨折；④骨折的严重移位非手术疗法不能改善者，尤其是年轻女性；⑤锁骨外侧段口型不稳定骨折可选择性手术。

4. 药物治疗　按骨折三期辨证用药。

5. 练功疗法　骨折复位后即可做手指、腕、肘关节屈伸活动和用力握拳活动。中期可做肩部后伸的扩胸运动。后期拆除外固定后可逐渐进行肩关节的各种活动，重点是肩外展和旋转运动。

【调理和预后】

整复固定后要经常检查外固定的松紧度。"8" 字绷带、双圈等固定后，若患肢有麻木、疼痛、皮肤苍白或发绀、桡动脉扪不清，则表示固定过紧，应及时松解解除压迫。由于骨折部肿胀消退，肩部活动及绷带本身的自然松动，应予适当紧缩。若固定绷带已完全松脱，则应重新固定，并及时摄 X 线片复查，了解骨折端是否有再移位。睡眠时需平卧免枕，肩胛区垫高，以保证双肩后伸，有利于维持骨折复位。一般固定6～8周。

（二）肱骨上端骨折

【概述】

肱骨上端骨折包括解剖颈骨折、外科颈骨折、大结节骨折、小结节骨折及肱骨上端骨骺分离，又称肱骨肩端骨折。其发生率较高，约占全身骨折的5%，青年发病率低于其他年龄组，而女性发病率相对较高。

【病因病机】

由于受致伤因素、暴力方向、解剖因素和年龄差异的影响，肱骨上端骨折具有一定的特征性。

1.解剖因素 肱骨外科颈部松质骨较多，骨皮质薄，无肌肉附着，是肱骨干和肱骨上端的衔接部，在直接暴力或间接暴力作用下易致骨折，是全身骨折的好发部位之一。

2.年龄因素 肱骨上端骨折以年长者居多，在同样的机械作用下，年龄对骨折的部位和类型有决定性影响。儿童肱骨上端的薄弱区是骺板，故骨骺分离是儿童肱骨上端最多见的骨折之一。

3.暴力因素 肱骨上端骨折多数为传导暴力作用的结果，少数为直接暴力所致。

【临床表现与诊断】

1.有外伤史。

2.好发于老年人，亦可发生于成年人及儿童。

3.局部肿胀、疼痛，肩关节活动受限，肩部外形异常，如肩部高耸或下沉、凹陷、成角、方肩或松弛，有骨擦音或骨擦感。

4.X线检查对本病的正确诊断、分类和预后提供可靠依据。

【治疗】

1.手法复位 因肱骨上端骨折以肱骨外科颈骨折为多见，且其他部位的骨折多可随肱骨外科颈骨折的复位而自行复位，故以下重点介绍肱骨外科颈骨折的整复方法。

(1) 牵拉推按复位法：多用于外展型骨折。患者仰卧，一助手用宽布带穿过患侧腋下，向上牵拉肩部（作为反牵引），另一助手持患肢腕关节上方，顺势向远端牵拉。术者站于患侧用双手扳拉骨折远折端向外向后，同时牵臂的助手在用力牵拉的情况下使患臂内收、前屈、横过胸前，使之复位。若患者肌肉发达，或折端嵌插过紧而不易牵开者，则可并用足蹬复位（图 8-4 至图 8-6）。

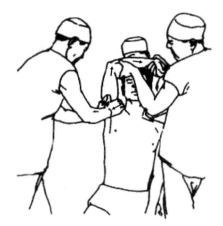

图 8-4 牵拉推按复位法（一）

(2) 牵拉外展推挤提按法：多用于内收型骨折。患者仰卧，一助手用宽布带穿过患侧腋下向上向健侧牵拉，另一助手持患肢腕关节上方顺势向远端牵拉，并使患肢逐渐外展约 120°，术者站于患侧患肢外方，两手持骨折端，待折端牵开后用手推挤远折端向内向后使之平复，并维持对位。同时牵拉患肢的助手，在牵拉的情况下使患肢前屈复位，然后将患肢逐渐内收放下，屈肘置于胸前。或术者站于患肢内侧，在上下用力牵拉的情况下，两手持骨折端，重点在远折端，向内后扳拉复位。若为短斜形，患肢放下后，折端不稳定易再错位，应再重复以上手法。复位后使患肢停留在近外展 180°，前屈

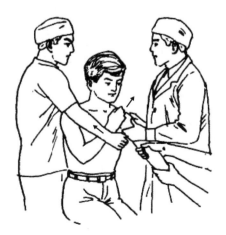

图 8-5 牵拉推按复位法（二）

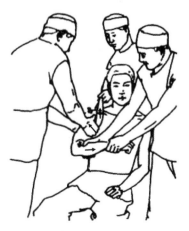

图 8-6 牵拉推按复位法（三）

150°，患肢极度外旋位以高举管型石膏固定。

若上述方法仍不能复位，一般是由于折端重叠或嵌插严重，可采用折顶复位法进行整复。

(3) 牵拉按压复位法：多用于后伸型骨折。患者仰卧，一助手用宽布带穿过患侧腋下向上牵拉，另一助手持患肢腕关节上方顺势向远端牵拉，并使之外展成40°左右，术者站患侧用手按压向前突起成角或移位的远折端向后，或扳拉远折端向后，同时牵臂的助手在牵拉的情况下使患肢前屈复位。若折端嵌插过紧，用上法整复失败者可采用折顶复位法（图 8-7）。

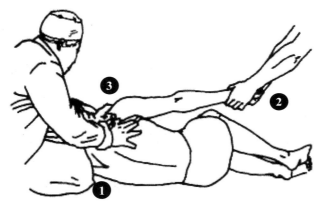

图 8-7　折顶复位法

2. 固定方法　一般选用超肩夹板进行固定（图 8-8）。

3. 手术疗法　手术适应证：①开放性肱骨上端骨折；②肱骨上端骨折合并血管神经损伤；③有日常生活能力的骨折患者，用手法整复骨折无效，或移位的关节内骨折；④肱骨头骨折，关节面损伤约 50%，或粉碎性骨折；⑤外科颈骨折骨不连伴疼痛和关节功能障碍；⑥多发性损伤。

4. 药物治疗

(1) 外用：初期肿胀甚者可外敷活血消肿、清热解毒之剂，方用三黄散。后期解除固定后，

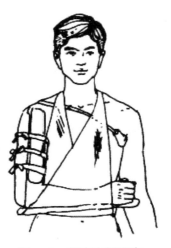

图 8-8　超肩夹板固定

关节活动受限、疼痛，可以活血舒筋之品外洗，方用苏木煎等外敷。

(2) 内服：骨折早期瘀滞较重者，可内服祛伤汤、新伤续断汤等，要求尽快消除瘀滞，以利骨折愈合，且有防止肩关节僵凝的作用。中期多气血亏虚，可选用生血补髓汤、壮筋养血汤等。后期经络瘀阻，筋肉挛缩，治宜舒筋通络，方用舒筋活血汤等。

5. 功能锻炼　早期复位固定后，做抓空增力、上翘下钩、左右摆掌、屈肘挎篮等活动。至中期仍可继续上述各式动作，但应逐渐加大运动量。骨折愈合拆除外固定后，做肩肘屈伸、双手托天等活动。但需注意，骨折在 2～3 周内，外展型应限制肩关节做外展活动，内收型应限制肩部做内收活动。

【调理和预后】

整复固定及术后短期内摄 X 线片复查，在固定期间注意观察患肢血运和手指活动情况，调节夹板松紧度，必要时可拆开夹板检查。伤员睡觉时应仰卧，并在肘后部放一枕头以维持肩部于前屈位。若为内收型骨折，维持在外展位；外展型骨折，维持在内收位，避免骨折发生再移位。并根据骨折不同时期，指导伤员进行功能锻炼。

（三）肱骨干骨折

【概述】

肱骨干骨折，是指肱骨外科颈下 1～2cm 至肱骨髁上 2cm 之间的骨折，俗称臑骨骨折。好发于骨干中部，其次为下部，上部最少，中下 1/3 骨折易合并桡神经损伤，下 1/3 骨折易发生骨不连接，肱骨骨折约占全身骨折的 1.31%，可发生于任何年龄，但多见于成人。

【病因病机】

1. 直接暴力　如打击伤、挤压伤或火器伤等，多发生于肱骨中 1/3 处，多数为横形或粉碎性骨折，或为开放性骨折，有时可发生多段骨折。

2. 间接暴力　如跌倒时手或肘着地，地面反击暴力向上传导，与跌倒时体重下压暴力相交于肱骨某部，即发生斜形或螺旋形骨折，多见于肱骨中下

1/3 处，此种骨折尖端易刺插于肌肉而影响手法复位。

3. 旋转暴力　如投掷手榴弹、标枪或翻腕赛扭转前臂时，多可引起肱骨中下 1/3 交界处典型螺旋形骨折。

【临床表现与诊断】

1. 有外伤史。

2. 多发生于青壮年。

3. 局部肿胀、疼痛、压痛，伤肢可有短缩成角畸形，可扪及骨擦音（感）。

4. 注意是否合并有桡神经损伤及肱动、静脉损伤。

5. X 线检查可明确诊断，但应包括肩关节和肘关节，以免遗漏这两个部位的骨折和脱位。

【治疗】

1. 手法治疗　可在臂丛神经阻滞麻醉下或血肿内麻醉下施行。

(1) 上段骨折：采用牵拉推挤提压复位法。骨折部位不同操作步骤及要点稍有差异。①胸大肌止点以下的骨折。患者仰卧，一助手用宽布带穿过患侧腋下向上反牵拉，另一助手持患肢腕关节上方顺势向远端牵拉，且逐渐外展 30%～40%，术者站于患侧，两手拇指推近折端向内，其他四指扳拉远折端向外，先矫正侧方移位，在维持侧方对位的情况下，以提按法矫正前后移位使平复。②胸大肌止点以下三角肌止点以上的骨折。患者仰卧，一助手固定肩部，另一助手持患肢腕关节上方，向远端牵拉，术者站于患侧，背向患者头部，以两手拇指推远折端向内，其他四指拉远折端向外。先矫正侧方移位，再以提按法矫正前后移位使平复。③三角肌止点以下骨折。患者仰卧，助手同上，术者站于患侧，面向患者头部以两手拇指推挤近折端向内，其他四指拉远折端向外，再以提按法矫复前后移位。若为螺旋骨折，在复位时应加以旋转力量使其复位。

(2) 中段骨折：若为横断形或短斜形骨折，复位容易，仅用牵拉推挤提压法即可复位。但较常出现折端分离，致迟延愈合。

(3) 下段骨折：采用屈肘牵拉旋臂抱挤复位法。患者坐位，一助手固定上臂上段，另一助手一手持肱骨髁部，另一手托前臂使肘关节屈曲 90°。术者站患侧，一手固定骨折近段，另一手拿住骨折的远段，在助手牵拉下先矫正旋转移位（把骨折的远段向后旋，近段向前旋），然后用两手掌在骨折部的前后方用抱挤合拢的手法，使骨折面紧密接触。

肱骨髁上 3～4cm 处的骨折，采用嵌入缓解法配合折顶复位法。患者仰卧，首先用嵌入缓解法以缓解筋肉的嵌夹。一助手固定上臂上段，另一助手扶持肘部，术者站于患侧，在肌肉松弛的情况下推近折端向前，同时持肘的助手拉肘，使肱骨远端背伸，以扩大畸形，才能将嵌入缓解，使远近折端在成角的情况下接触，然后进行反折，术者压远折端向后，同时高度屈肘复位，切忌伸肘和前臂旋后，否则即再移位。

(4) 背向骨折：多见于肱骨中段或中下段，且多为斜形或齿状骨折。采用旋转驳搓法。患者仰卧，一助手固定上臂上段，另一助手扶持前臂。术者站于患侧，一手持近折端，另一手持肱骨髁部，在肌肉松弛的情况下向内或向外侧，使远折端围绕近折端旋转，至相对侧或接近相对侧时使持前臂的助手再向远端牵拉，同时术者推挤提按折端使复位。

(5) 陈旧性骨折：骨折超过 3 周，但折端尚未牢固愈合，畸形严重，估计日后影响功能者可在麻醉下进行折骨复位。

(6) 单纯成角畸形：患者仰卧，将折端的突起部位置于衬有软物的三角形支垫上。助手固定肱骨上段，术者站于患侧，一手持骨折部，另一手持骨折远端加压，缓缓用力，将骨折端重新折断，然后按新鲜骨折进行整复。

(7) 重叠、旋转成角畸形：患者仰卧，助手固定肱骨上段，术者站于患侧，一手持骨折近端，另一手持骨折远端，以稳健手法，或旋扭，或反折，将折端分离，然后按新鲜骨折进行整复。

2. 固定方法

(1) 小夹板外固定：若靠近上 1/3 骨折，可做超肩关节固定，靠近下 1/3 时可做超肘关节固定。固定时间 4～8 周。

(2) 上肢石膏加外展架固定：本法适用于三角肌止点以下的骨折。若为非稳定性骨折，在外展架上可持续牵引。

(3) "U" 形石膏或 "O" 形石膏固定：多用于稳定性中下 1/3 骨折复位后，或用于悬垂石膏或其他方法治疗肱骨干骨折之后，重叠的骨折端已牵开后的一种继续固定的治疗方法。

(4) 悬垂石膏固定法：最适于肱骨干骨折移位并有短缩或斜形或螺旋形

骨折的治疗。

3. 手术疗法

(1) 闭合性骨折：因骨折端嵌入软组织，或手法复位达不到功能复位的要求，或肱骨有多段骨折者。

(2) 开放性骨折：受伤时间在 8 小时以内，经过彻底清创术，保证不会发生感染者。

(3) 同一肢体有多处骨折和关节损伤：如合并肩关节或肘关节脱位，或同侧前臂骨折者。

(4) 肱骨骨折合并血管或桡神经损伤：需手术探查处理者。

4. 药物治疗　早期瘀滞肿胀，内服七厘散、复元活血汤、活血止痛汤，若瘀肿较重可服桃仁承气汤。中期内服筋骨痛消丸、接骨丹、正骨紫金丹、接骨紫金丹、八厘散等。后期可调补肝肾，活血通络，补气养血等治疗，药用独活寄生汤、补阳还五汤。

5. 功能锻炼

(1) 早期（纤维骨痂连接期）：患肢上臂肌肉用力做主动收缩活动，即伸屈两组肌肉同时收缩和放松，肩肘关节不动。此外还应做抓空增力、五指起落、上翘下钩、旋肘扭腕、拧拳反掌等术式。忌做上臂任何旋转活动，以免骨折发生移位。

(2) 中期（纤维骨痂连接至临床愈合）：除继续进行早期的功能锻炼外逐渐做肩肘关节活动，如提肩屈肘、屈肘旋肩、双手托天、屈肘挎篮等。以不使骨折处感到疼痛为度。

(3) 后期（临床愈合后）：继续早、中期的功能锻炼，加做举臂摆肩、壮士背剑、大云手，此法可使肩、肘、腰、腿、颈部均得到锻炼。

【调理和预后】

1. 肱骨干骨折外固定时间成人 6～8 周，儿童 4～6 周，待临床愈合后方可拆除夹板。无移位骨折，可以稍早拆除固定。

2. 外固定后注意观察松紧度与患肢血液循环，防止压疮。

3. 指导患者进行功能锻炼。

4. 定期复查 X 线，了解复位情况，特别应警惕骨折分离。

（四）肱骨髁上骨折

【概述】

肱骨髁上骨折，又名臑骨下端骨折，系指肱骨远端内外髁上方的骨折，以儿童（5—8 岁）最常见。据统计其约占儿童全身骨折的 26.7%、肘部损伤的 72%。北京积水潭医院报道，在 13 678 例新鲜骨折脱位的临床资料中，肱骨髁上骨折占 7.48%。

【病因病机】

与肱骨干相比较，髁上部承受载荷的能力较差，是易发生骨折的解剖学因素。肱骨髁上骨折多发生于运动伤、生活伤和交通事故。由于所遭受的暴力不同，致骨折发生不同的移位，可分为伸直型和屈曲型。

1. 伸直型　此型约占 95%，跌倒时手着地，同时肘关节过伸及前臂旋前，地面的反作用力经前臂传导至肱骨下端，致肱骨髁上部骨折。骨折线方向由后上方至前下方斜行经过，骨折向内后移位。此类骨折易发生肘内翻畸形。骨折移位严重者骨折近侧端常损伤肱前肌并对正中神经和肱动脉造成压迫和损伤（图 8-9）。

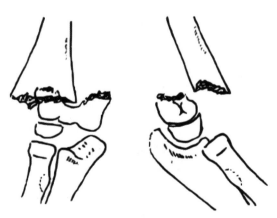

图 8-9　骨折向后内移位

2. 屈曲型　约占 5%，系肘关节屈曲位，肘后着地，外力自下而上，尺骨鹰嘴窝直接撞击肱骨髁部，使髁上部骨折。骨折线自前上方斜向后下方，骨折远侧段向前移位，近侧段向后移位（图 8-10）。

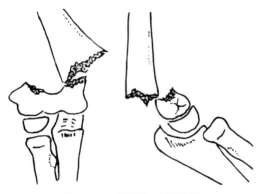

图 8-10　骨折向前外移位

【临床表现与诊断】

多发生于儿童，有外伤史，伤后肘部肿胀、疼痛、畸形、功能障碍，有骨擦音或骨擦感，肘后三角关系正常。注意有无血管、神经损伤症状。X 线检查可明确骨折情况和类型。

【治疗】

1. 手法复位　患者仰卧，屈肘 50°，前臂置于中立位。采用局部麻醉或臂丛神经阻滞麻醉。

(1) 拔伸牵引：用宽布带绕过患侧腋下，两端经胸前、背后固定于健侧手术台头端，宽布带两段间用短木板撑开。助手两手分别握住患肢前臂远端及肘窝下方，沿上肢纵轴方向进行拔伸，即可逐渐矫正重叠短缩移位及成角移位。

(2) 矫正桡偏或尺偏移位：一般以骨折远端尺偏移位为多见，在上述牵引下，术者两手分别置于上臂远端的前、后方，以两手 2～5 指固定骨折近端的外侧，两拇指置于骨折远端的内侧，并用力向外侧推按，即以"两点按正法"，矫正远折端的尺侧移位。若为桡偏移位，整复术式同上，唯手指推按处和用力方向与尺偏型相反。

(3) 矫正骨折远端前、后移位：如为伸直型骨折，术者以两拇指在患肢肘后顶住骨折远端的后方，用力向前推按。其余两手 2～5 指放于骨折近端的前方，并向后方按压，与此同时助手将患肢肘关节屈曲至 90°，不大于90°。如为屈曲型骨折，骨折远段前方、侧方移位，术者以两拇指在肘前方顶住骨折远端向前方向后按压，两手2～5指置于骨折近端的后方，并向前方端提，同时助手将患肢肘关节伸展约60°。两型骨折复位后，均应用合骨法，即在患肢远端做纵轴叩击、加压，使两骨折断端嵌插以稳定骨折端。髁上骨折有重叠、短缩移位时，复位手法以拔伸法和两点按正法为主，不宜用折顶法，以防尖锐的骨折端刺伤血管神经。

2. 固定方法 大多数新鲜肱骨髁上骨折复位满意后，行超肘夹板外固定（图8-11）。

3. 手术治疗 手术适应证：经手法复位失败者可施行开放复位，临床需要开放复位者比较少见。

4. 药物治疗 早期肿胀、疼痛严重，治宜活血化瘀，如内服复元活血汤、一盘珠方加桑枝、三七，血府逐瘀汤等。若患肢出现缺血性肌挛缩的早期症状，或肿胀进行性加重，坚硬有弹力，按之无凹陷，疼痛甚剧，疑为前臂筋膜间隔综合征者，若患者体质无虚象，宜大剂化瘀导滞药内服，使血活瘀去，肿消痛止，可内服大成汤、抵当汤、当归导滞散、伤科承气汤等。晚期一般不用药物，若仍有不适，可做后期补益调治或舒筋活络。

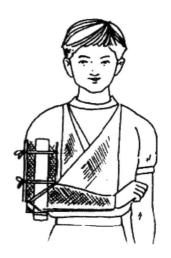

图8-11 超肘夹板外固定

5. 功能锻炼 肱骨髁上骨折一经整复与小夹板固定，即可进行功能锻炼。早期可进行易筋功，在7～10天不做肘关节的伸屈活动。中期（2周后）做上述各种练功术式，但需逐步加大运动量。此外，增加肘关节的伸屈活动和前臂旋转活动。后期骨折愈合后，拆除夹板，除进行上述各练功术式外，再增加"肩肘屈伸""双手托天""举臂摸肩""壮士背剑""大云手"及"反转手"等练功术式。三期功能锻炼均应循序渐进，活动时以骨折处不产生疼痛为度。

【调理和预后】

1. 早期密切注意肢体的血运情况及是否有神经损伤。

2. 小夹板外固定者，应检查骨折复位情况并及时调整夹板松紧度，3～4周去外固定。

3. 按骨折不同时期指导患者进行功能锻炼，以自主活动为主，切忌用被动、粗暴的方法屈伸肘关节和过早负重，以免关节周围发生骨化性肌炎。

（五）桡、尺骨干双骨折

【概述】

桡、尺骨干双骨折，又称手骨两胻俱断、正辅骨骨折、昆臂骨骨折等，为较常见的前臂损伤，约占全身骨折的 6%。骨折多发生于前臂中 1/3 和下 1/3 部，常见于儿童及青壮年。由于前臂解剖功能复杂，尺桡骨骨折后骨折端可发生侧方、重叠、成角及旋转移位，若不能满意矫正各类畸形，将会影响前臂旋转功能。桡、尺骨双骨折大多属于不稳定型骨折，手法整复并保持两个平行的骨骼对位具有一定的困难。

【病因病机】

直接暴力和间接暴力均可导致前臂桡、尺骨双骨折，但不同的暴力可造成不同类型的骨折，且表现各有一定的特点和规律。

1. 直接暴力 较多见，为暴力直接打击或挤、轧伤等。两骨骨折多在同一水平，呈横形、粉碎或多节段骨折，常伴有严重的软组织损伤，或形成开放性骨折。骨折端不太稳定，愈合较慢。

2. 传导暴力 多见于高处坠落或跌倒时手掌着地，暴力分别传导至桡尺骨所致。若为儿童可发生青枝骨折。

3. 扭转暴力 多为机器绞伤或向后跌倒，手臂极度旋前撑地，桡、尺骨相互扭转而引起骨折。此类型骨折常伴有软组织的挫裂伤，肌肉、肌腱可有断裂，且易合并血管、神经损伤。手法复位困难。

【临床表现与诊断】

1. 患者多有前臂直接或间接暴力作用的病史。

2. 前臂肿胀、畸形、疼痛剧烈，功能障碍，可触及骨擦音及异常活动。

3. X 线检查可以明确骨折的类型及移位程度。X 线片应包括上、下尺桡关节，以防漏诊和误诊。

【治疗】

1. 手法复位

(1) 拔伸牵引：患者坐位或仰卧位，肩外展 80°，屈肘 90°。中及下 1/3 骨折，前臂置中立位，上 1/3 骨折置稍旋后位。一助手握肘上，另一助手握手部大小鱼际，两助手沿前臂纵轴对抗牵引，矫正骨折重叠及成角畸形。牵引时远骨折段应保持在与近骨折段相同的旋转方位上（图 8–12）。

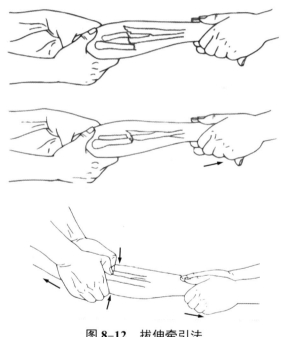

图 8–12 拔伸牵引法

(2) 夹挤分骨：桡、尺骨干骨折后，由于骨间膜的牵拉，骨折段容易互相成角向轴心靠拢，影响骨折复位后的稳定性，故必须使前臂骨间隙恢复正常。在持续牵引下术者两手拇指及食、中、无名三指紧扣骨折断端的背侧和掌侧，沿前臂纵轴方向夹挤骨折端间隙，使向中间靠拢的桡、尺骨断端向桡、尺侧各自分离，骨间膜恢复其正常张力。骨间膜在紧张的情况下可以牵动桡、尺骨骨嵴相互对峙，骨折远、近折段会自动旋转到中立位，难以控制的旋转移位就比较容易纠正。在分骨力的作用下，桡尺骨远、近折段相互稳定，骨折断端间距自然相等，各自成为一个单位，双骨折就能像单骨折一样同时对位（图 8-13 和图 8-14）。

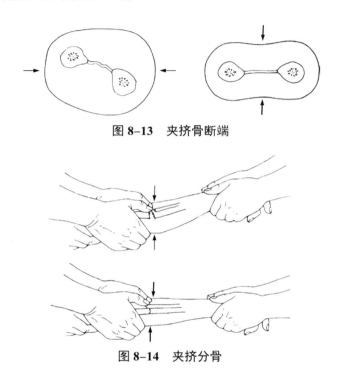

图 8-13　夹挤骨断端

图 8-14　夹挤分骨

(3) 折顶：对完全重叠移位，特别是前臂肌肉发达丰厚者，或骨折后肿胀严重者，单纯靠拔伸牵引常不能完全纠正重叠移位，宜采用折顶手法，可以较省力地纠正残余重叠，又能顺利矫正侧方移位。分骨手法后术者两手拇指按压突起的背侧骨折端，其余 4 指托提向掌侧移位的骨折端，向掌侧加大成角，感两断端骨皮质对顶后骤然反折，使骨折复位。进行折顶时应注意折角不宜过大，以免损伤神经、血管，或骨折端刺破皮肤。

(4) 端提推按：分骨手法后对残余的掌背侧移位或旋转移位者可采用此法。术者一人捏持骨折近端，另一人捏持骨折远端。若骨折端向桡、尺侧移位，应向中心推按向桡、尺侧移位的骨折端。若两骨折端向掌背侧移位，需将下陷的骨折端向上扳提，同时将上凸的骨折端向下推按。若同时有桡、尺侧及掌背侧移位时，提按时要斜向用力，使之复位（图 8-15）。

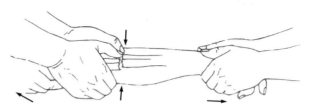

图 8-15　端提推按

(5) 回旋捻正：斜型或螺旋形骨折，骨折端有背向侧方移位者，术者一手固定骨折端，另一手将远折端按逆背向移位的径路紧贴骨折近端回旋矫正背向移位，使两骨折面对合，配合其他手法使骨折复位。回旋时两骨折段要相互紧贴，以免损伤血管、神经或加重软组织损伤。若感觉有软组织阻挡，即应改变回旋方向（图 8-16）。

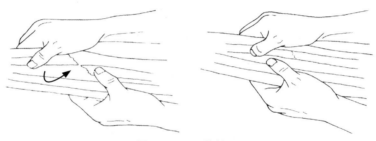

图 8-16　回旋捻正

(6) 对顶触摸：上述手法复位后横形或小斜形骨折应检查对位和稳定情况。术者一人固定骨折近端，一人持远折端向近端对顶，若无异常落空或松动感，则表明断端基本对位。然后沿桡、尺骨纵轴滑行触摸，若两断端"台阶感"消失，骨干平滑，则表示骨折复位成功（图 8-17）。

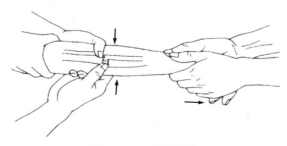

图 8-17　对顶触摸

2. 固定方法

(1) 夹板固定：在助手维持牵引下，前臂敷祛瘀消肿药膏，铺薄棉垫，于掌背侧骨间隙各置一分骨垫。桡、尺骨双骨折在同一平面时分骨垫占骨折线上下各一半；骨折线不在同一平面时分骨垫放在两骨折线中间。掌侧分骨垫放在掌长肌与尺侧腕屈肌之间，背侧放在尺骨背面的桡侧缘。放妥后用手指夹挤分骨垫，并用两条粘膏固定，再放纸压垫。上 1/3 和中 1/3 骨折时，于前臂背侧上下端各置放一纸压垫，掌侧骨折部放置一纵压垫，施行三点挤压，维持桡、尺骨干背弓的生理弧度。

(2) 石膏固定：主要适用于骨折复位后较稳定的患者。在上石膏的同时需在桡、尺骨前后加压塑形，使桡、尺骨向两侧撑开，以免骨折端发生再移位。

3. 手术治疗　手术适应证：①软组织损伤严重的开放性骨折。②多发骨折，特别是一个肢体多处骨折者。③多段骨折或不稳定骨折，手法复位不满意或外固定不能维持手法整复对位者。④对位不良的陈旧性骨折，手法已不能整复者。⑤骨缺损或伴有血管、神经损伤者及骨折延迟愈合或不愈合者。

4. 药物治疗　初期瘀血内蓄，滞气阻塞，肿痛较甚，治宜活血祛瘀，消肿止痛。内服可选用活血止痛汤、筋骨痛消丸等，外敷可用消肿止痛膏、消肿散等。中期宜和营生新，接骨续损。内服可选用舒筋定痛散、接骨丸等，外敷用接骨续筋药膏。后期宜养气血，补肝肾，壮筋骨。内服人参紫金丹、健步虎潜丸、六味地黄丸等，外用洗药熏洗，以舒筋活络，促进关节活动功能恢复。

5. 功能锻炼　功能锻炼从固定后即开始进行。早期行抓空增力，练习手指及腕关节的主动活动。开始锻炼时活动范围和运动量可略小，以后逐渐增加。固定 2～3 周后配合练习肩、肘、腕关节的屈伸活动，但应避免前臂旋转活动。固定 5～6 周后，前臂可适当进行旋转活动。外固定解除后，配合中药熏洗，全面锻炼患肢功能。

【调理和预后】

骨折复位固定后应抬高患肢，以利肿胀消退。注意观察手的温度、颜色及感觉，并向患者和家属说明注意事项。若手部肿胀严重，皮肤发凉、颜色青紫、疼痛剧烈，则应立即检查夹板或石膏是否固定太紧，必要时去除外固定，警惕发生缺血性肌挛缩。固定早期每隔 3～4 天行 X 线透视复查，若发现移位，应及时纠正。2 周后每隔 2～4 周摄片复查，观察骨折对位及骨痂生长情况。

（六）尺骨上 1/3 骨折合并上尺桡关节脱位

【概述】

尺骨上 1/3 骨折合并上尺桡关节脱位为上肢较常见的一种联合损伤，约占全身骨折的 1.25%。1841 年意大利学者 Monteggia 首先报道 2 例尺骨上 1/3 骨折合并桡骨头前脱位，故又称孟氏（Monteggia）骨折。由于此种损伤较为复杂，至今临床对该病致伤机制的认识、治疗方法的选择，以及整复固定时患肢所取体位，均存有不同观点。孟氏骨折可见于各年龄组，但以少年和儿童多见。

【病因病机】

孟氏骨折发生的机制颇为复杂，直接暴力和间接暴力均可造成，但以间接暴力所致者为多。

(1) 间接暴力：间接暴力多为传导暴力。由于上肢触地部位和姿势不同，造成的骨折类型各异。

(2) 直接暴力：直接暴力造成的孟氏骨折多见于成年人。

通常按照损伤机制和 X 线表现，即尺骨骨折成角与桡骨小头移位方向作为分类依据。一般分为伸直型、屈曲型、内收型和特殊型。这种分型既符合骨折力学原理，又能表示临床及 X 线变化，对于治疗方法特别是闭合手法、复位方法的选择有指导作用。

【临床表现与诊断】

1. 患者上肢有间接或直接外伤史。

2. 肘部及前臂肿胀、疼痛，关节活动受限，尤以前臂旋转受限明显。

3. 肘部压痛明显，可摸到突出的桡骨头。前臂可触及尺骨畸形及骨擦音。

4. X线检查可明确诊断及骨折类型，但摄片应包括上、下尺桡关节，必要时应加拍健侧肘部 X线片以资对比，在儿童尤应如此。

【治疗】

1. 手法复位　孟氏骨折应尽量争取采用保守治疗。新鲜闭合性孟氏骨折绝大多数可采用手法整复，夹板外固定，尤以对小儿孟氏骨折，闭合整复外固定效果满意。

(1) 伸直型整复方法：患者仰卧，臂丛神经阻滞麻醉或全麻。肩关节外展 90°，屈肘 90°。两助手沿桡骨头脱位方向对抗牵引，整复桡骨头脱位。前臂旋后，术者自前向后内按压桡骨头，同时旋转前臂，拇指可触及桡骨头复位的滑动感。桡骨头复位后由于牵引和桡骨的支撑作用，尺骨骨折成角移位多可同时得到纠正。若骨折未能复位，在维持桡骨头复位的情况下术者两手指捏住尺骨远、近折端分骨，双拇指推顶纠正尺骨远折端桡偏移位，掌背侧移位用提按手法纠正。整复时要注意两点，一是桡骨头未复位时不要强迫屈肘；二是术者推挤桡骨头与旋转前臂的动作要协调，同时运作才能使桡骨头复位。

(2) 屈曲型整复方法：麻醉及体位同前。患肢半屈曲位对抗牵引，术者拇指由肘后向前内推挤桡骨头，并在牵引过程中将患肘伸直，前臂旋后，触到滑动感桡骨头已复位。桡骨头复位后前臂长度恢复，利用桡骨的支撑，尺骨重叠和成角可得到纠正。侧方移位稍加推挤即可矫正。尺骨恢复了原来长度，就可防止桡骨头再移位。

(3) 内收型整复方法：麻醉及体位同前。助手固定上臂，将患臂伸直使肘关节锁住，术者拇指自桡侧按压脱位的桡骨头向内侧，同时使前臂旋后并用力外展使桡骨头复位，并利用桡骨头推顶，纠正尺骨的桡侧成角畸形。此型多发生于年龄较幼者，尺骨多在近端发生青枝骨折，移位不明显，但若偏歪会阻碍复位，故要加压整复。

(4) 特殊型整复方法：麻醉及体位同前。首先整复脱位的桡骨头，然后按整复桡、尺骨双骨折的方法使骨折复位。整复时牵引的力量不宜过大，因桡骨骨折后，影响了牵引力向桡骨头传递。因此，主要靠牵引旋转骨折的远折段及术者用推挤手法直接作用于桡骨头，使之复位（图 8-18）。

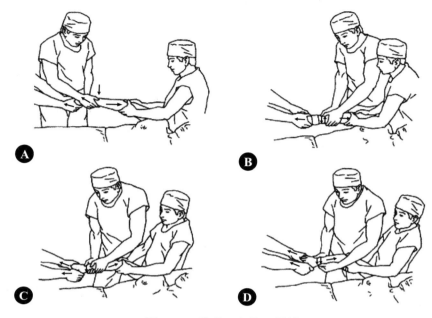

图 8-18 拉伸、复位、触摸

2. 固定方法

(1) 夹板固定：选用 4 块前臂夹板固定，其长度为肘横纹至腕横纹。维持复位后肢体的位置，特别要保持桡骨头复位的稳定。肿胀较严重者可先外敷消肿膏。在尺骨骨折的掌、背侧各放一分骨垫。伸直型骨折在掌侧骨折处，屈曲型骨折在背侧骨折处各放一纸压垫。在桡骨头处放一横形长条压垫，伸直型放在前外侧，屈曲型放在后外侧，内收型放在外侧，包绕桡骨头处。压垫放妥后先放掌、背侧夹板，后放桡、尺侧夹板。用 4 条布带分段结扎固定夹板，松紧要适宜。

(2) 石膏固定：复位后采用上肢石膏管型或石膏托固定，固定体位同夹板固定。

3. 手术治疗 适应证：①某些手法复位外固定失败者，或骨折虽已整复，而桡骨头脱位不能还纳者。②陈旧性损伤，肘关节伸屈功能受限及前臂旋转障碍。手术目的在于矫正尺骨畸形及维持桡骨头稳定并恢复其功能。合并桡神经深支损伤的孟氏骨折，多为轻度牵拉伤，桡骨头复位后一般都能自行恢复，无手术必要。

4. 药物治疗　按证候辨证，调理气血，接续筋骨，补益肝肾，灵活选用方药。

5. 功能锻炼　注意活动范围及时间，一般较前臂骨折要晚些。因孟氏骨折部位高，桡骨头脱位影响了肘关节的早期活动，过早练习肘关节的伸屈活动，不仅有碍环状韧带的修复，而且因肱二头肌的牵拉易引起桡骨头再脱位，或致尺骨向前或后成角。因此，早期可进行屈伸手指和握拳运动，3周后再逐渐练习肘关节屈伸活动，且应注意保持前臂中立位。前臂旋转活动要待6～7周后，经X线检查证实尺骨骨折已愈合，桡骨头无脱位方可进行。

【调理和预后】

复位固定后，应注意观察患肢血液循环情况，卧床休息时抬高患肢以利肿胀消退。孟氏骨折是一种不稳定型损伤，固定后极易发生再移位，一旦发生应立即纠正。要经常检查夹板、石膏固定的松紧度，并注意压垫的位置是否移动，且应防止压伤。定期复查X线片，了解骨折是否移位或骨折愈合情况。

（七）桡骨远端伸直型骨折

【概述】

桡骨远端伸直型骨折是最常见的腕部骨折，多发生于中老年人，特别是有骨质疏松的患者，女性多于男性。1814年由Abraham Colles首先详细描述，此后约定俗成，即称此种骨折为科雷（Colles）骨折，而沿用至今。科雷骨折指桡骨远端2.5cm以内的骨折，骨折后远骨折端向背、桡侧移位，伴旋后畸形及尺侧副韧带损伤或尺骨茎突骨折。

【病因病机】

科雷骨折多由间接暴力（即传达暴力）引起。常见于患者跌倒时，肘部伸展，前臂旋前，腕背伸位手掌着地，应力作用桡骨远端的松质骨而发生骨折。在桡骨远端骨折的同时，可将尺骨茎突撕脱骨折。

【临床表现与诊断】

1. 多数患者有外伤史，老年患者多有轻微外伤史，而青壮年患者多由强大暴力引起。

2. 腕部肿胀、疼痛、畸形及功能障碍。移位明显者可触及异常活动和骨擦音。

3. X 线检查示，桡骨远端骨折块向桡、背侧移位，掌倾角及尺偏角减小或呈负角；尺桡骨茎突关系异常。

4. Laugier 征阳性。

5. 直尺试验阳性。

【治疗】

1. 手法复位

(1) 牵抖整复手法：本法适用于骨折断端向掌侧成角或骨折远折段向桡、背侧移位，桡骨远端未粉碎者。患者仰卧或坐位，屈肘 90°。助手固定前臂中段，术者两手紧握手掌，两拇指并列置于骨折远端的背侧，其他 4 指置于腕掌部，握紧大小鱼际。与助手顺畸形方向牵引，并轻轻上下摇摆。在对抗牵引下纠正重叠移位和旋转移位。而后在持续牵引下，顺纵轴方向猛然抖动，并迅速掌屈尺偏，骨折即可复位。掌屈纠正远折端背侧移位，而尺偏时利用食指桡侧的"扣力"推迫，以纠正远折端的桡偏移位。此法的要点是必须保证骨折端已充分牵开，否则复位不易成功，还可导致掌侧缘挤压嵌插（图 8-19）。

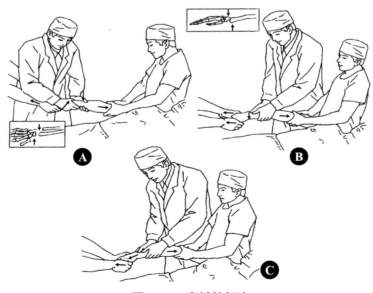

图 8-19　牵抖整复法

(2) 提按整复手法：此法适用于骨折线已进入关节面，骨折粉碎移位者，尤适用于老年患者。患者坐位或仰卧位，屈肘前臂旋前，一助手紧握患肢肘臂，另一助手持握手部，两助手行对抗牵引，边牵引边摇动，持续数分钟。通过牵引纠正断端重叠、嵌插移位，且可使粉碎的骨块自然靠拢。术者两拇指并置远折端背侧向下推按，其他手指上提近折端，同时远侧助手掌屈，矫正背侧移位。术者向尺侧推按骨折远端，助手同时牵患腕向尺侧屈，矫正桡偏移位。若为粉碎骨折，在上述两种手法完成后，术者一手指捏住复位的断端，助手做掌背屈伸腕关节，使粉碎的桡骨远端关节面塑形，恢复其平滑。

(3) 折顶旋转整复手法：此法适用于重叠移位较多且骨折线未进入关节面，骨折段完整的骨折。患者坐位或仰卧位，患肢外展，前臂旋前，助手两手固定前臂上端，术者两手持握手掌，两拇指并列置于骨折远端背侧，其余四指握紧大小鱼际。先扩大畸形牵引数分钟，使折端嵌插缓解。在拉开重叠移位的同时，术者两拇指将骨折远端用力向下按压，扩大向掌侧成角，使骨折断面相顶。然后用两手食指将骨折远端向上顶起，同时将腕关节迅速掌屈，并向尺侧旋转即可复位。

(4) 牵引挤压整复手法：本法适用于骨折移位较轻或骨折远端桡侧移位较重骨折。患者坐位或仰卧位，一助手将患肢屈肘，另一助手持握患者手部及腕关节，沿前臂纵轴做对抗牵引数分钟。术者一手的掌根压在骨折远端的背侧，另一手掌根压在骨折近端掌侧，两手掌根向骨之纵轴中心相对挤压使其复位。若桡骨骨折远端向桡侧移位明显，在施上述手法后，术者改变手的位置。一手掌根将骨折远端推向尺侧，另一手掌根顶着骨折近端使之复位。

2. 固定方法　一般采用夹板固定。复位后在维持牵引下，局部可外敷中药膏。在骨折近端掌侧和远端背侧各放一平压垫，掌屈位放置4块夹板。桡背侧夹板应超腕关节固定，以限制手腕的桡偏和背伸活动。掌侧与尺侧夹板远端与腕关节对齐，然后用3～4条布带分段结扎固定，中立位悬吊胸前。4周后摄片复查，骨折愈合后去除外固定（图8-20）。

3. 手术治疗　桡骨远端伸直型骨折需要手术治疗者甚少，主要适用于：①特别严重的关节内骨折，闭合复位不能重建正常的关节；②不稳定的开放性骨折；③陈旧性骨折畸形愈合，或同时有神经受压症状。内固定根据需要选择交叉克氏针或螺钉固定。干骺端皮质缺损可移植自体松质骨。术后应用石膏托固定4～5周。

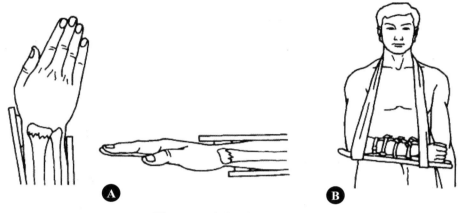

图8-20 小夹板超关节固定

4. 药物治疗 骨折早期肿胀较甚，宜用活血化瘀、消肿止痛的中药，可内服筋骨痛消丸等。中期宜合营生新、接骨续损，可内服接骨七厘片或接骨丸。后期宜养气血、壮筋骨、补肝肾，可内服补肾壮筋汤或补中益气汤。对老年患者宜选用益气活血，通经利节之剂内服，方用通经活络汤。

5. 功能锻炼 复位固定早期即应开始进行握拳和松拳动作，以利肿胀消退和预防掌指关节和指间关节僵硬。手可完成握拳时，即开始肩、肘关节活动，防止发生肩手综合征，如抓空增力、小云手、大云手等。外固定去除后配合中药外洗和理疗，进行腕关节屈伸、旋转锻炼。功能锻炼应循序渐进，否则易造成继发性损伤，延长病程，不利于功能恢复。

【调理和预后】

复位固定后应观察手部血液循环，随时调整夹板的松紧度，保持扎带在夹板上可上下移动1cm为宜。若患者手部肿胀，手指麻木、青紫，应及时放松外固定，必要时松掉夹板，待症状消除后重新固定。注意将患肢保持在旋后15°或中立位，纠正骨折再移位的倾向。固定期间应避免腕关节向桡偏活动。

（八）桡骨远端屈曲型骨折

【概述】

桡骨远端屈曲型骨折的发生机制与伸直型骨折相反，故又称反科雷氏骨折。1847 年，Smith 详细描述了桡骨远端的横形骨折，其远侧段向掌侧移位，下尺桡关节脱位，此后即称此类骨折为史密斯（Smith）骨折，沿用至今。屈曲型骨折较少见，约占全身骨折的 0.1%。与伸直型骨折相比，屈曲型骨折的稳定性较差，一般多见于女性。

【病因病机】

桡骨远端屈曲型骨折多为间接暴力所致。此类骨折多为患者跌倒时腕关节呈掌屈位，腕背着地，腕关节急骤掌屈，传达暴力作用于腕关节背侧所致。骨折线自背侧邻近关节处斜向掌近侧，骨折远段断端呈锥形，尖端朝上，基底向下位于掌侧，骨折块可连同腕关节向桡侧和掌侧移位。若暴力作用于桡骨远端腕关节上方，则可引起桡骨远端横断骨折，折端向背侧成角，掌侧折端可相互嵌插。直接暴力作用于屈曲的腕背部，也可造成此骨折。

根据受伤时应力作用部位不同造成骨折线的形态各异，将此类骨折分为两型。Ⅰ型骨折线为横行，自背侧延至掌侧，不波及桡骨远端关节面，远折端连同腕骨向掌侧移位，断端向背侧成角。Ⅱ型骨折线呈斜行，自远端背侧斜向近端掌侧，远折端连同腕关节一并向掌侧及近侧移位。

【临床表现与诊断】

1. 腕部外伤后，局部疼痛、肿胀，并出现腕部畸形。

2. 此畸形与桡骨远端伸直型骨折的典型畸形相反，但手桡偏一致。腕部呈掌屈，腕上方向背侧突起，手偏向桡侧，尺骨小头向背侧翘起，于手腕部形成"锅铲"畸形。腕关节活动受限。桡骨远端明显压痛，并可触及骨擦音，尺桡骨茎突关系异常。

3. X 线检查示桡骨远端骨折，远折端连同腕骨向掌侧、近侧移位，掌侧骨皮质常有粉碎。桡骨远端关节面向掌侧倾斜，掌倾角变大，尺倾角变小。

可伴有尺骨茎突骨折。

【治疗】

1. 手法复位

(1) Ⅰ型整复法：患者坐位，患肢前臂旋前，手掌向下。一助手固定前臂下段，另一助手持握腕部或四指，两助手先沿原来移位方向对抗牵引，待嵌插或重叠移位纠正后，术者拇指置于骨折近端背侧用力向前压按，余四指置于骨折远端掌侧用力向上端提，同时将腕背伸，使之复位。

(2) Ⅱ型整复法：患者坐位或仰卧位，前臂旋后屈肘 90°。一助手持握患肢掌部，另一助手握患肢上臂，两助手做对抗牵引 2～3 分钟，以矫正两断端的重叠或嵌插。术者两手紧握骨折端做对向推挤，纠正桡侧移位。两拇指向背侧推压骨折远端，两手四指端提骨折近端向掌侧，与此同时牵引手指的助手徐徐将腕关节背伸、尺偏，骨折即可复位。

2. 固定方法

(1) 夹板固定：复位后在维持牵引下，在掌侧骨折的远端置放一方垫，在背侧骨折近端置放一棉垫，然后分别放置 4 块夹板。掌侧板应越过腕关节，以防掌屈；桡侧板也应超过腕关节，以保持手腕向尺侧倾斜。最后用 3 条布带捆扎固定，胸前中立位或旋后位固定 4～5 周。

(2) 石膏固定：适用于整复后较稳定的骨折。以短臂石膏托固定于轻度腕背伸位，前臂中立位固定 4～6 周。

3. 手术治疗　桡骨远端屈曲型骨折很少需手术治疗，对于一些极不稳定的骨折、陈旧性骨折及开放性骨折，可行切开复位内固定。术后无须外固定，可早期活动，有利于腕关节功能恢复。

4. 药物治疗　参阅桡骨远端伸直型骨折有关内容。

【调理和预后】

复位固定后的管理和预防并发症的发生同伸直型骨折，但早期应避免腕部掌屈和桡偏。也有一些医者认为，腕轻度掌屈位固定更为稳定。屈曲型骨折复位后不稳定，易再移位。除固定后密切观察外，一定要保持旋后位固定。

三、下肢骨折

（一）股骨干骨折

【概述】

股骨干骨折，古称髀骨骨折、大楗骨骨折，俗名大腿骨骨折，包括小粗隆至股骨髁以上骨折，占全身骨折的6%，是人体常见的骨折之一。男多于女，约为2.8∶1。多发生在20—40岁的青壮年，其次为10岁以下的儿童。

【病因病机】

股骨干骨折多由强大的直接暴力或间接暴力所致。直接暴力引起者，如碰撞、辗轧、挤压和重物打砸等，多引起横断、短斜和粉碎型骨折；间接暴力引起者，如由高处坠落、扭转和杠杆外力引起的股骨骨折，多见于儿童，且多为斜形或螺旋形骨折。

股骨干骨折多移位明显，只有儿童可能为不全或青枝骨折。断端一般移位明显，软组织损伤也较为严重，尤其是因直接暴力打击或绞伤、挤压伤者更甚。成人股骨干骨折后，内出血一般可达500～1000ml。出血多的患者易出现休克。股骨挤压伤也有引起挤压综合征的可能。股骨下1/3骨折还有损伤腘动、静脉及坐骨神经的可能。

股骨干骨折按其部位可分为股骨上1/3骨折、中1/3骨折和下1/3骨折，其中发生在中部者最多见。按骨折的形状可分为横断、螺旋、斜形、粉碎、多段及青枝骨折六种。除不全或青枝骨折外，股骨干骨折均为不稳定性骨折。

【临床表现与诊断】

1. 有明显的外伤史。

2. 患肢功能丧失。

3. 骨折局部肿胀明显，有畸形、压痛、骨擦音、骨擦感。

4. X线检查可进一步明确骨折的类型和移位情况，为确定治疗方案提供可靠依据。

5.对股骨下 1/3 骨折，还应根据足背、胫后动脉搏动和足踝部的感觉和运动情况，判定有无血管神经损伤。

【治疗】

1. 儿童股骨干骨折 儿童在发育期间，骨折愈合快，塑形能力强，故在治疗上与成人不同，无论采用竹帘固定法、悬吊牵引法、水平牵引法还是骨牵引夹板固定法，都可自动复位。

2. 成人股骨干骨折 成人股骨干骨折是采取手术还是非手术治疗仍有争论。通过几十年的临床实践证实，中西医结合治疗股骨干骨折，可以收到简、便、廉、快、好、省的效果，尤其在基层医院可安全推广应用。现介绍常用的骨牵引夹板固定，功能锻炼自动复位法。一般多选用股骨髁上牵引。进行股骨髁上牵引时，注意不要损伤内侧的血管和神经。对股骨下 1/3 骨折，如骨折线为横断或由后上向前下斜行者，可选用股骨髁上牵引；骨折线由前上向后下斜行者，可选用胫骨结节牵引。除不全或青枝骨折外，股骨干骨折均为不稳定型骨折，处理有一定难度（图 8-21）。

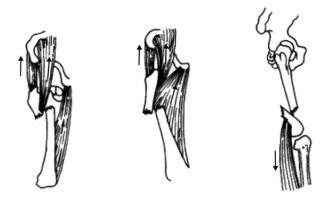

图 8-21 股骨干骨折明显移位

3. 药物治疗 股骨干骨折因出血过多而出现休克时，可急用 10% 的生脉饮注射液静脉滴注，并根据病情进行输血、输液，若因出血过多而发热不减，脉洪大而虚，重按全无者，乃属阴虚发热，用当归补血汤或大剂独参汤频服，待症状逐渐好转，则按骨折三期分治原则进行辨证施治。

4. 手术治疗 不稳定骨折或手法复位失败者，宜手术治疗。

【调理和预后】

行骨折牵引后，一定要注意牵引重量的调整，牵引力线的方向及夹板位置、绑带的松紧度。复位固定后，应注意股四头肌和踝、趾关节的功能锻炼。

（二）胫腓骨干骨折

【概述】

胫腓骨古称胻骨。《伤科汇纂》云："其断各有不同，或截断，或斜断，或碎断，或单断，或二根俱断。"其中以胫腓骨双骨折多见，占全身骨折的 6.78%，各年龄组均可发生，以青壮年和 10 岁以下儿童多见。

【病因病机】

胫腓骨骨折直接外力损伤者居多，其次为间接外力引起，间或长途跋涉而引起者。直接外力损伤者，如暴力打击、重物压砸、碰撞、碾轧和踢伤等，胫腓骨骨折多在同一平面。

直接暴力常是因交通事故或工农业外伤所致。暴力多由外侧或前外侧而来，骨折多是横断、短斜面、蝶形、多段、粉碎性。胫腓骨两骨折线多在同一水平，软组织损伤较重。因整个胫骨的前内侧面位于小腿的皮下，易造成开放性骨折。

间接暴力常是由高处跌下，足先着地，扭转或跌倒时，身体重力及地面向上的反作用力作用于小腿，或运动中因扭伤、摔伤所致。骨折多为斜形或螺旋形。

【临床表现与诊断】

1. 多有明显的外伤史。

2. 患肢局部肿胀，压痛明显，可有骨擦音及骨擦感，或有短缩、成角、旋转、异常活动。

3. 纵向叩击痛。

4. X 线检查多可明确骨折类型及移位情况。

【治疗】

1. 闭合性骨折

(1) 治疗原则：闭合性胫腓骨骨折多数可通过非手术治疗达到满意的功能和外形。但对软组织损伤较重、疑有血管神经损伤者应及时手术探查，对疑有小腿骨筋膜室综合征者，轻者保守治疗，密切观察，重者应及早手术减张或探查。

(2) 手法复位：稳定性骨折（移位型）采用手法复位。患者平卧位，膝关节屈曲 30°，助手站在患肢上侧，用肘关节套住患膝后方，另一助手站在患肢足部，一手握住前足，另一手把握足跟部，沿胫骨长轴进行对抗牵引 3～5 分钟，矫正重叠及成角移位畸形。若近端向前移位则术者两手环抱小腿远端并向前端提，一助手将近端向后按压，使之对位。若仍有内外侧移位，可同时推近端向外，推远端向内，一般即可复位。螺旋、斜形骨折时，远端易向外侧移位，术者可用拇指置于胫腓骨间隙，将远端向内侧推挤，其余四指置于近端的内侧，向外用力提拉，并嘱助手将远端稍稍内旋，可使完全对位。然后在维持牵引下，术者两手握住骨折处，嘱助手徐徐摇摆骨折远端，使骨折端紧密相插。最后以拇指和食指沿胫骨前嵴及内侧面来回触摸骨折部，检查对位对线情况。

对螺旋形骨折移位大，而腓骨呈弯曲状青枝骨折，按上法很难达到复位目的，需先把腓骨扶正捋直，再按上述方法复位。锯齿状骨折应先使骨折呈前后位重叠，再按上法复位，一旦复位即较稳定（图 8-22）。

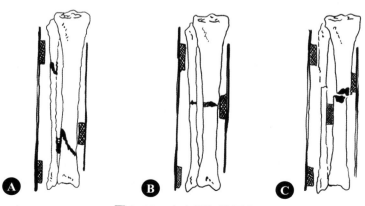

图 8-22　小夹板加垫固定

2. 开放性骨折　小腿开放性骨折属于严重而复杂的损伤，早期及时处理尤为重要，治疗时应在彻底清创的基础上，运用矫形术来闭合伤口或无张力下一期闭合伤口，使开放性骨折为闭合性骨折，按中西医结合疗法治疗。

3. 药物治疗　按骨折三期分治原则，辨证施治。若骨折在中、下 1/3，不论其愈合迟速，初期均应着重活血化瘀，和营生新；后期则重用固本培元，补益肝肾，强筋壮骨等药物，如接骨七厘片、筋骨痛消丸等。若为开放性骨折，初期即应控制感染，预防破伤风，可投仙方活命饮、玉真散等。后期则着重补气血，健脾胃，宜服人参紫金丹或补损续断筋丸。

4. 手术治疗　手法复位失败者，应及早手术治疗。

（三）踝部骨折

【概述】

踝关节的解剖生理特点使得踝部在外力作用下极易导致损伤，下肢所有关节中踝部损伤仅次于髋关节。踝部骨折均属关节内骨折，多发于青壮年，男性多见。骨折时常伴距骨外移，是日后发生创伤性关节炎的主要原因。

【病因病机】

踝部骨折多由间接暴力所致。直接暴力若作用于踝部，亦可致踝部骨折，常为粉碎性或横断性，一般移位不大，开放性骨折多见。

踝部骨折损伤机制较复杂，受伤时足所处位置不同、暴力作用方向和大小不同，所出现的骨折类型也不同。

(1) 旋后 - 外旋型损伤：足处于旋后位，暴力使距骨滑车在踝穴中强力外旋。

(2) 旋后 - 内收型损伤：足处于旋后位，暴力使距骨滑车在踝穴中强力内收。

(3) 旋前 - 外展型损伤：足处于旋前位，暴力使距骨滑车在踝穴中强力外展。

(4) 旋前 - 外旋型损伤：足处于旋前位，暴力使距骨滑车在踝穴中强力外旋。

(5) 垂直压缩型损伤：足处在不同伸屈位，距骨承受垂直压力的位置不同，所引起的踝关节骨折类型不同。

【临床表现与诊断】

1. 有明显踝部外伤史。

2. 伤后患踝剧烈疼痛，不能负重。

3. 踝部明显瘀肿，反转畸形，局部压痛，有时可摸及骨擦感。

4. X线检查显示骨折征象，即可诊断为踝部骨折。由于受伤时足的位置、伤力大小及其作用方向不同，所造成的骨折类型也不同，其治疗方法也各异，在诊断踝部骨折时应同时做出正确分型，此可通过详细询问患者受伤时的身体姿势、足踝部位置并结合 X 线检查来实现，但若患者病史不清，分型往往很难进行（图 8-23）。

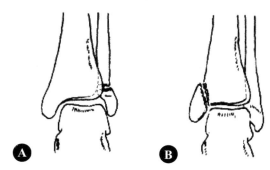

图 8-23 踝部骨折

【治疗】

1. 手法复位

（1）旋后 - 外旋型损伤：患者平卧，患侧膝屈曲。一助手站于患踝近端外侧，以肘钩患侧膝后，另手抱于膝前，进行原位对抗牵引；另一助手站在患踝远端，握住患侧足跟及中足部进行拔伸牵引；术者立于患踝外侧，两手环抱踝周，拇指平行顶住外踝骨折远端外侧，余手指交叉置内踝上部。足端助手先置患足于内翻外展位做缓慢、轻柔的顺势牵引，然后渐转为外翻内收位拔伸牵引。在牵引转位过程中术者以两拇指用力向内前上方推挤外踝骨折远端，余指经内踝部扳胫骨下端向外，形成内外对挤的力量，经此手法外踝分离移位即可矫正。维持此位置，术者再从踝内侧用拇指向外后上方推挤移位的内踝骨折远端，使之复位；若内踝骨折间隙较宽或复位后再移位，多为软组织嵌夹所致，可先用拇指在骨折间隙处进行缓慢的上下推挤手法，待嵌夹物解脱后再行复位。

合并的下胫腓联合分离一般于外踝复位后自动复位。若复位不理想可在侧方移位矫正后，以两手掌掌根用力对挤下胫腓联合侧方，使之复位。若有后踝骨折或距骨后脱位，应在侧方移位矫正前进行复位。方法是持续牵引下，术者一手顶住胫骨下端前上方，另一手将跟部向前推挤，同时足端助手配合踝关节背伸，即可使之复位。

(2) 旋后－内收型损伤：患者体位、术者及助手位置同上。助手先置患足于内翻内收位顺势牵引，然后转外翻外展位拔伸牵引。术者以两拇指用力向内后上方推挤外踝骨折远端，矫正外踝移位；再于内侧用拇指向外前上方推挤移位的内踝骨折远端，使之复位。余处理同上。

(3) 旋前－外展型损伤：患者体位、术者及助手位置同上。助手置患足于外翻位顺势牵引后，转为内翻位拔伸牵引。术者以两拇指用力向内上方推挤外踝骨折远端，使之复位；再于内侧用拇指向外上方推挤内踝骨折远端，矫正其移位。余处理同前。

(4) 旋前－外旋型损伤：患者体位、术者及助手位置同上。不同的是助手需置患足于外翻外展位顺势牵引后，转内翻内收位拔伸牵引。术者则用与旋后－外旋型损伤相反的手法矫正内外踝骨折移位。

(5) 垂直压缩型损伤：患者体位、助手与术者位置同上。根据伤时足所处的不同伸屈位，采用不同的顺势牵引和拔伸牵引。术者用手指或手掌进行挤捏合骨或采用错对捺正手法矫正骨折块侧方移位。后踝骨折的复位可参考旋后－外旋型损伤的后踝复位手法；胫骨下端前唇骨折与后踝骨折复位手法相反；若存在距骨前脱位，在踝关节中立位进行相应的错对捺正手法。

2. 固定方法　骨折位线好且骨折稳定者，直接于中立位固定治疗，其他骨折需手法复位后再行固定。手法复位后，助手维持复位位置，术者按续增包扎法进行小夹板绷带固定，绑带捆扎顺序为先小腿三道后足底一道。一般情况下，旋前－外展型、旋前－外旋型及旋后－外旋型骨折固定于内翻位；旋后－内收型骨折固定于外翻。若存在胫骨下端前缘骨折并距骨向前脱位应在跖屈位进行固定；后踝骨折合并距骨向后脱位者固定于背伸位。根据受伤机制若需加强足旋转位固定，可在包扎夹板后，外面加用"8"字形宽胶布固定。

3. 手术治疗　适应证：①内踝骨折手法复位失败，或复位后不稳定，或需修补三角韧带断裂者；②外踝骨折手法复位不能达到解剖复位，或复位后不稳定者；③累及胫骨下关节面超过 1/4 的后踝骨折；④合并严重的下胫腓分离，或内外踝骨折整复后存在下胫腓分离而经手法复位仍不理想者；⑤严重的开放性骨折；⑥陈旧性骨折而难以手法复位者。

4. 药物治疗　按照骨折三期分治的原则灵活选用方药。骨折早期瘀滞较重，应以活血化瘀、消肿止痛为主，可外敷奇正消痛贴、弃杖散或金黄散，内服接骨七厘片、一盘珠汤或复元活血汤加减。骨折中期患踝仍瘀肿较重，可续用上述方剂，同时应加用续筋接骨之剂，可外敷接骨膏，内服接骨丹、筋骨痛消丸或正骨紫金丹。骨折后期根据出现的不同证候，辨证论治，应以强筋壮骨、增补肝肾为主，内服仙灵骨葆胶囊，同时加强患踝中药熏洗。

5. 功能锻炼　骨折固定后，在抬高患肢的同时，即可进行轻微的足趾屈伸活动。伤后 2～3 周疼痛渐减轻，可进行小腿肌肉的舒缩活动及轻度的踝关节屈伸。3 周后踝关节在屈伸锻炼的同时，可进行一定的旋转活动。夹板去除后开始扶拐下地进行不负重行走练习，同时应配合搓揉舒筋、按摩、理疗等，直至骨折愈合方可弃拐负重。

【调理和预后】

骨折手法整复固定后，早期应卧床休息抬高患肢，以促进患踝血液回流，减轻瘀肿，同时常规检查外固定的松紧度。若固定后出现进行性加重的疼痛和肿胀，患踝局部麻木，趾端皮肤苍白，常提示局部压迫，应及时予以松解。固定后 1～2 周，每周 1 次 X 线检查，以防止骨折再移位，若骨折整复不全或再移位，应尽早处理。骨折位线好且稳定，于中立位固定 6 周，最后 2 周戴石膏负重行走。所有非中立位固定者应于 4 周后改为中立位固定，4～6 周后去除外固定。

第 9 章
四肢常见关节脱位

一、上肢关节脱位

（一）肩关节脱位

【概述】

肩关节脱位，亦称肩肱关节脱位，好发于 20—50 岁，男性多于女性。肩关节为结构不稳、运动广泛的球窝关节，由于肩关节的解剖和生理特点为肱骨头大、关节盂浅而小、关节囊松弛，其前下方组织薄弱，关节活动范围大，遭受外力的机会多，故容易脱位。由于关节周围受强大有力的肌群保护，肩关节脱位发生率占全身关节脱位的第二位，仅次于肘关节。肩关节脱位分为前脱位、后脱位、下脱位和上脱位，以前脱位多见。前脱位根据肱骨头的位置可分为喙突下脱位、盂下脱位和锁骨下脱位。脱位时可合并肱骨大结节撕脱骨折。

【病因病机】

创伤是肩关节脱位的主要原因，多为间接暴力或直接暴力所致。当跌倒或受到撞击时上肢处于外展外旋位，暴力经过肱骨传导到肩关节，使肱骨头突破关节囊而发生脱位。

【临床表现与诊断】

1. 症状与体征

(1) 肩部疼痛、肿胀、肩关节活动障碍：患者有以健手托住患侧前臂、头向患侧倾斜的特殊姿势。肩关节脱位可出现肱骨骨折、关节僵硬、腋神经或臂丛神经损伤等并发症。

(2) 方肩畸形：在腋窝、喙突下或锁骨下可触及移位的肱骨头，关节盂空虚。

(3) 搭肩试验阳性：即将患侧肘部紧贴胸壁时，手掌搭不到健侧肩部，或手掌搭在健侧肩部时，肘部无法贴近胸壁。

2. X 线检查　可了解肱骨头移位的方向与位置，并可了解有无并发症。注意有无患肢血管、神经损伤。

3. 鉴别诊断

(1) 锁骨骨折：锁骨骨折一般经 X 线检查可以鉴别，可以看到锁骨处明显的骨折线，而肩关节脱位没有骨折线只是移位，且体格检查也可以鉴别。

(2) 肱骨近端骨折：多由间接暴力引起，X 线下可见肱骨处明显骨折线，而肩关节 X 线片可见肩关节处的脱位、移位等。

【治疗】

1. 手法复位

(1) 脱位后：应尽快复位，一般老年人或肌力弱者也可在镇痛药物下进行，习惯性脱位可不用麻醉，若不能复位则选择适当麻醉（臂丛麻醉或全麻），使肌肉松弛并使复位在无痛下进行。复位手法要轻柔，禁用粗暴手法以免发生骨折或损伤神经等附加损伤。常用复位手法有三种：①拔伸足蹬法，患者仰卧，术者位于患侧，双手握住患肢腕部，足跟置于患侧腋窝，两手用稳定持续的力量牵引，牵引中足跟向外推挤肱骨头，同时旋转，内收上臂即可复位。复位时可听到响声。②牵引推拿法，患者仰卧，一助手用布单套住胸廓向健侧牵拉，第二助手用布单通过腋下套住患肢向外上方牵拉，第三助手握住患肢手腕向下牵引并外旋内收，三方同时徐徐持续牵引。术者用手在腋下将肱骨头向外推送还纳复位。2 个人也可做牵引复位。

(2) 复位后：肩部即恢复钝圆丰满的正常外形，腋窝、喙突下或锁骨下再摸不到脱位的肱骨头，搭肩试验变为阴性，X 线检查肱骨头在正常位置上。若合并肱骨大结节撕脱骨折，因骨折片与肱骨干间多有骨膜相连，在多数情况下肩关节脱位复位后撕脱的大结节骨片也随之复位。

(3) 肩关节前脱位复位后：应将患肢保持在内收内旋位置，腋部放棉垫，再用三角巾悬挂于胸前 2～3 周，以利于损伤修复。

2. 手术复位 少数肩关节脱位需手术复位，适应证为肩关节前脱位并发肱二头肌长头肌腱向后滑脱阻碍手法复位者；肱骨大结节撕脱骨折，骨折片卡在肱骨头与关节盂之间影响复位者；合并肱骨外科颈骨折，手法不能整复者；合并喙突、肩峰或肩关节盂骨折移位明显者；合并腋部大血管损伤者。

3. 药物治疗

(1) 内服药：损伤初期，治宜活血化瘀，消肿止痛，可内服活血镇痛汤加减。肿痛减轻后，治宜舒筋活血，强壮筋骨，可内服壮筋养血汤加减。气血虚弱者，可内服八珍汤等。

(2) 外用药：正骨水、跌打万花油等外搽，外敷跌打膏，也可选用 TDP 照射等理疗方法。

4. 功能锻炼 固定初期鼓励患者练习腕部和手指活动。2～3 周后解除固定，逐步进行肩关节的各方向主动活动锻炼，如手拉滑车、手指爬墙等。

【预防与调理】

避免危险运动，防止跌倒、坠伤等，运动前做好热身准备。

（二）肘关节脱位

【概述】

肘关节脱位是指由于外力因素导致构成肘关节上下三个骨端失去正常位置，发生了错位。肘关节脱位是一种常见疾病，在肩、肘、髋、膝四大关节中发生脱位的概率位列第一。好发于任何年龄，以青壮年多见，儿童和老人少见。脱位可分为后脱位、前脱位、外侧脱位及内侧脱位。

【病因病机】

外伤是导致肘关节脱位的主要原因。当跌倒时肘关节处于半伸直位，手掌着地，暴力沿尺、桡骨向近端传导，尺骨鹰嘴处产生杠杆作用，前方关节囊撕裂，使尺、桡骨向肱骨后方脱出，发生肘关节后脱位。当肘关节处于内翻或外翻位时遭受暴力，可发生尺侧或桡侧侧方脱位。当肘关节处于屈曲位时，肘后方遭受暴力可使尺、桡骨向肱骨前方移位，发生肘关节前脱位。肘关节脱位常会引起内外侧副韧带断裂，导致肘关节不稳定。

【临床表现与诊断】

1. 症状与体征

(1) 局部肿痛：伤后出现局部疼痛、肿胀，根据其损伤的程度不同，肿痛程度也可不同，若合并骨折，则疼痛较为剧烈。

(2) 畸形：肘后突，前臂短缩，肘后三角相互关系改变，鹰嘴突高出内外髁，肘前皮下可触及肱骨下端。

(3) 活动受限：患肘常用健手托位，肘处于半屈近于伸直位，屈伸活动有阻力，出现弹性固定。肘后侧可触及鹰嘴的半月切迹，出现关节囊空虚。

(4) 压痛：大多数患者在肩关节周围可触到明显的压痛点，压痛点多在肱二头肌长头肌腱、肩峰下滑囊、喙突、冈上肌附着点等处。

2. X线检查　可明确脱位的类型及有无合并骨折，以便确定治疗方案。

3. 鉴别诊断

(1) 肱骨髁上骨折：肱骨髁上骨折（伸直型）时，肘关节可部分活动，肘后三角无变化，上臂短缩、前臂正常。结合临床症状和影像学可以鉴别。

(2) 单纯肘部软组织挫伤：肘部软组织挫伤局部肿胀、压痛，肘后三角无变化，肘关节活动正常。

【治疗】

1. 手法复位

(1) 牵拉屈肘法：患者坐位或仰卧位，助手握上臂进行持续对抗牵引，术者一手握腕部，在牵引下徐徐屈曲肘关节的同时，另一手压前臂上端于背侧，解脱嵌顿于鹰嘴窝的冠状突，减少磨损。在牵引下继续屈肘超过90°以后可听到弹响声或摸到弹跳感，表示脱位整复。

(2) 膝顶牵拉屈肘法：患者坐在有靠背的椅子上，术者立于伤侧，用同侧膝部顶住患侧肘窝，两手牵拉腕部，此时听到或感到弹响声，表示已复位。

2. 固定方法　用三角巾悬吊前臂或肘后石膏固定于曲肘90°～135°，固定时间为7～10天。解除固定后自动屈伸肘关节活动，严禁粗暴的被动活动，以防止骨化性肌炎的发生。合并骨折时骨折局部可用加压垫和小夹板、石膏固定，固定时间为2～3周，或根据骨折愈合情况解除固定，进行肘关节的自动屈伸活动。一般 2～3 个月后，肘关节功能即可恢复正常。

3. 手术治疗　闭合复位失败者合并肘部严重损伤者，可采取切开复位。

4. 药物治疗

(1) 内服药：损伤初期，治宜活血化瘀，消肿止痛，可内服舒筋活血汤加减。中期治宜活血祛瘀，舒筋通络，可内服和营止痛汤加减。后期补益气血，强筋健骨，可内服补肾壮筋汤加减。

(2) 外用药：初期肿胀疼痛可外敷活血散，每隔 1～3 天换药 1 次。

5. 功能锻炼　鼓励患者早期活动肩、腕及手指关节。解除固定后，练习肘部屈伸及前臂旋转主动活动。严禁强力扳拉，防止周围软组织发生损伤性骨化。

【预防与调理】

1. 在生活中注意防护，避免外力撞击，避免暴力牵拉肢体，尤其应注意避免用力拉拽幼儿的胳膊。

2. 老年人应注意补充钙、维生素 D。

3. 注意保护肘部，发生暴力损伤时应尽量避免肘部着地。

（三）腕关节脱位

【概述】

腕关节脱位是手腕部严重的创伤，是外伤导致的。应该尽早到医院拍摄 X 线片确定脱位的位置，以及具体脱位的骨骼，包括桡腕关节脱位、月骨脱位、月骨周围脱位、经舟骨月骨周围脱位等很多类型，通过腕关节正侧位片进行准确的判断，诊断清楚后要尽早进行复位。

【病因病机】

手腕在背屈时腕部受重压、高处跌落或摔倒时手掌支撑着地，暴力集中于头月关节，致使头月骨周围的掌背侧韧带发生断裂，使之产生脱位。

【临床表现与诊断】

1. 症状与体征　患侧桡骨远端隆起并有明显压痛，正中神经分布区有麻木感，手指呈半屈位，腕关节活动功能丧失。腕间关节脱位多伴有严重的软组织撕裂伤。

(1) 第 1 腕掌关节脱位：表现为手背部肿胀、疼痛、拇指活动受限。腕背侧压痛明显，第 1 掌骨头叩击痛，有松脱感，在腕背侧可触及骨端隆起畸形。

(2) 第 2~5 腕掌关节脱位：表现为手背部肿胀、疼痛，2~5 指活动受限。腕背侧压痛明显，沿纵轴叩击掌骨头时有松脱感，掌骨基底部在腕背明显隆起，腕骨相对显得塌陷。

2. X 线检查

(1) 月骨脱位：表现为正位片上月骨发生旋转，由正常时的类四方形变为三角形，并与头骨重叠，头月关节和桡月关节间隙均可消失。侧位片可见特征性表现，即月骨向掌侧脱位、月骨凹形关节面向前，而舟骨、头骨和桡骨之间的关系不变。

(2) 月骨周围脱位：实际上是头月关节脱位，月骨原位不动，与桡骨保持正常的对位关系，而其他腕骨都伴随头骨同时脱位。头骨脱位以向背侧脱位为最多见。

(3) 腕间关节前脱位：较少见。实际上是以头月关节为中心的近排和远排腕骨脱位。近排的舟、月、三角骨仍位于桡骨远端的关节窝内。正位片可见腕关节缩短，侧位片可见远排腕骨向前脱位。

3. 鉴别诊断　本病应与掌骨基底部骨折相鉴别。掌骨基底部骨折，压痛点在掌骨基底部，在骨折部有向背侧桡侧成角畸形，除拇指末节稍能屈曲外，不能做内收、外展活动。而腕掌关节脱位则在腕背侧压痛明显，沿纵轴叩击掌骨头时有松脱感，掌骨基底部在腕部明显隆起，拍手正斜位 X 片可以鉴别。

【治疗】

1. 非手术治疗

(1) 第 1 腕掌关节脱位：①复位手法：患者取坐位，局部麻醉下助手握其前臂，术者一手握拇指在外展位与助手对抗牵引，另一手拇指置于第 1 掌骨基底部由背侧向掌侧推压，以恢复与大多角骨关节面的正常关系。②固定方法：复位成功后用塑形夹板、铝板或石膏条将拇指腕掌关节固定在轻度前屈，外展对掌位。

(2) 第2～5腕掌关节脱位：①复位手法：患者仰卧位，在臂丛麻醉下，前臂旋前位，助手握第2～5指及拇指进行腕掌关节牵引，术者双手环抱腕部，在与助手对抗牵引的同时向背侧端提，双拇指将掌骨基底部由背侧向掌侧用力按压，即可复位。②固定方法：用塑形夹板固定腕掌关节于功能位，并在掌骨基底部背侧加垫，增加固定力。

2. 手术疗法

(1) 第1腕掌关节脱位：适应证包括：①手法复位失败者；②陈旧性脱位。手术方法包括：①切开复位；②腕掌关节功能位融合术。

(2) 第2～5腕掌关节脱位：适应证包括：①手法复位失败者；②陈旧性脱位。手术方法包括：①切开复位；②腕掌关节功能位融合术。

3. 药物治疗　内服中药按骨折三期辨证用药，消肿后尽早补肝肾，消除外因。加强中药熏洗，促进腕关节功能恢复。

4. 功能锻炼　3～4周后解除外固定，进行腕关节及指间关节自主功能锻炼。

二、下肢关节脱位

（一）髋关节脱位

【概述】

髋关节脱位是一种严重损伤，因为髋关节结构稳固，必须有强大的外力才能引起脱位。在脱位的同时软组织损伤亦较严重，且常合并其他部位或多发损伤。因此，患者多为活力很强的青壮年。一般分为前、后及中心脱位3种类型。脱位后股骨头位于Nelaton线（髂骨前上棘与坐骨结节连线）之前者为前脱位，位于该线之后者为后脱位。股骨头被挤向中线，冲破髋臼进入骨盆者为中心脱位。其中以后脱位最为常见。

【病因病机】

直接暴力和间接暴力均可引起脱位，以间接暴力多见，髋关节脱位多见于青壮年，男性多见。

【临床表现与诊断】

1. 髋关节后脱位

(1) 有外伤史。

(2) 髋部疼痛、肿胀，伴功能障碍。

(3) 患肢呈屈髋、屈膝、内收、内旋、短缩畸形，患侧臀隆起，大转子上移，可在髂前上棘与坐骨结节连线上方扪及股骨头。

(4) 粘膝征阳性。

(5) X 线检查示股骨头在髋臼的外上方。

2. 髋关节前脱位

(1) 有外伤史。

(2) 患髋疼痛、肿胀，伴功能障碍。

(3) 患肢呈外旋、外展和屈髋畸形，较健肢稍长。在闭孔或腹股沟韧带附近可扪及股骨头。

(4) X 线检查提示股骨头在闭孔内或耻骨上支附近。

3. 髋关节中心脱位

(1) 有外伤史。

(2) 患髋疼痛显著，下肢功能障碍，但患髋肿胀不明显。

(3) 患肢有轻度短缩畸形，大粗隆因内移而不易摸到。

(4) 直肠指诊可在伤侧有触痛并触到包块。

(5) X 线检查可以确诊。

4. 陈旧性脱位

(1) 症状、体征同上述，弹性固定更为明显。

(2) 发病时间超过 3 周。

(3) X 线检查可见局部血肿机化。

【治疗】

1. 复位手法　一般采用腰麻或硬外麻醉。

(1) 后脱位：回旋法，即 Bigelow 法。患者仰卧位，操作步骤与髋关节后脱位手法相反，将患肢外展外旋，再屈髋屈膝，将髋关节内旋并内收即复位，复位后将患肢伸直。运动轨迹如问号"？"，但口朝外。

(2) 前脱位：反回旋法，即反 Bigelow 法。

(3) 中心脱位：拔伸扳拉法：若轻微移位，可用此法。患者仰卧，一助手握患肢踝部使足中立，髋外展约 30°，在此位置下拔伸旋转；另一助手把住患者腋窝，行反牵引。术者立于患侧，先用宽布带绕过患侧大腿根部，一手推骨盆向健侧，另一手抓住绕大腿根部之布带向外拔拉，可将内移之股骨头拉出，触摸大转子，与健侧相比，两侧对称等高即为复位成功。

(4) 陈旧性脱位：手法复位的适应证，若复位困难可考虑手术治疗。

2. 固定方法　复位后，可采用皮牵引或骨牵引固定，亦可在患肢两侧置沙袋防止内、外旋，牵引重量为 5～7kg。

(1) 后脱位：一般维持在髋外展 30°～40° 中立位 3～4 周。

(2) 前脱位：维持在内旋、内收伸直位牵引 4 周左右，避免髋外展。

(3) 中心脱位：中立位牵引 6～8 周，要待髋臼骨折愈合后才可考虑解除牵引。

(4) 陈旧性脱位：皮牵引 4 周，重量 3～5kg。

3. 药物治疗　损伤早期以活血化瘀、消肿止痛为主，方选活血舒肝汤或血肿解。中期应理气活血、调理脾胃、补益肝肾，以四物汤加川断、五加皮、牛膝、陈皮、茯苓等。晚期以补气血、补肝肾、壮筋骨、利关节为主，方选健步壮骨丸或六味地黄丸。外用药早期可敷消肿散，晚期以海桐皮汤熏洗。

4. 功能锻炼　整复后即可在牵引制动下行股四头肌及踝关节锻炼。解除固定后可先在床上做屈髋、屈膝、内收、外展及内旋、外旋锻炼，以后逐步进行扶拐不负重下地锻炼。3 个月后拍 X 线片检查，见股骨头供血良好方能下地做下蹲、行走等负重锻炼。中心脱位关节面因有破坏，床上练习可适当提早，而负重锻炼则应相对推迟，以减少创伤性关节炎及股骨头无菌性坏死的发生。

5. 其他疗法　手法复位失败者，应选用切开复位，内固定。陈旧性脱位超过 3 个月者也应切开复位。若中心脱位髋臼骨折块较大，也应切开复位。若臼唇骨折为粉碎性，则不宜切开复位，应考虑人工髋臼置换术。

（二）膝关节脱位

【概述】

强大的直接暴力撞击胫骨上端，或间接暴力使膝关节受旋转，或过伸性损伤，致胫骨上端向后、向前两侧脱位，称为膝关节脱位，表现为肿痛、畸形、活动受限，多伴有多韧带损伤、血管损失、神经损失或骨折等。

【病因病机】

胫骨上端受到强大的直接暴力或间接暴力使膝旋转、过伸时致伤。

【临床表现与诊断】

1. 症状与体征　膝关节脱位跟其他关节脱位一样，都具有关节脱位的典型症状和体征，包括剧烈疼痛、肿胀、关节畸形、关节功能障碍等。在患侧膝关节前后方或侧方可扪及脱出的胫骨上端或股骨下端。可伴有膝关节韧带损失、半月板损失、血管损失、神经损失及关节骨折等。

2. X 线检查　X 线正侧位片有助于诊断及鉴别诊断。

3. 鉴别诊断　膝关节周围的胫骨平台骨折或股骨远端骨折，临床表现有肿痛、畸形、活动受限，与膝关节脱位类似，需 X 线检查进行鉴别。

【治疗】

1. 手法复位　膝关节脱位应紧急处理，若为单纯性脱位，无血管损伤，应及时实施闭合复位术。复位完成后用长腿前后石膏托将膝关节固定在 20° 屈曲位，时间为 4～6 周。在固定期间应重视积极锻炼股四头肌，以利于早日持重步行。对关节活动和股四头肌力量恢复较慢者，应加用物理治疗和适当的体育疗法。如果闭合复位不成功，应到上级医院手术切开复位。

2. 药物治疗　治宜活血化瘀、消肿止痛，如复元活血汤等，同时可外敷消肿止痛药膏；急性期可配合口服消炎镇痛药，如吲哚美辛、布洛芬等。

【预防】

1. 遵守交通规则，防止发生高能量的车祸伤，减少膝关节脱位的发生概率。

2. 高危职业的人群，如军人、运动员，在平时训练中做好个人防护，防止出现摔伤，以避免膝关节脱位。

3. 加强膝关节股四头肌功能锻炼，加强膝关节周围肌肉力量，减少膝关节脱位的风险。

（三）踝关节脱位

【概述】

踝关节脱位指受到直接或间接暴力冲击，发生以脱位为主，合并有较轻微骨折的踝部损伤。

【病因病机】

常见由高处跌下，足部内侧或外侧着地，或行走于不平道路，或平地滑跌，使足旋转、内翻或外翻过度，往往形成脱位，且常合并骨折。

【临床表现与诊断】

1. 症状与体征　受伤后踝部即出现疼痛、肿胀、畸形和触痛。后脱位者胫腓骨下端在皮下突出明显，并可触及，胫骨前缘至足跟的距离增大，前足变短。前脱位者距骨体位于前踝皮下，踝关节背屈受限。向上脱位者外观可见伤肢局部短缩，肿胀剧烈。常并发内外踝及胫骨远端前、后唇骨折。

2. X 线检查　常规行踝关节正、侧位 X 线片检查，确定脱位的方向、程度、有无合并骨折等。

3. 鉴别诊断　踝关节扭伤也会出现踝关节周围肿胀、疼痛、活动受限等表现，但 X 线检查不会有骨折线出现。因此，二者可以通过 X 线检查相鉴别。

【治疗】

1. 手法复位

(1) 内脱位：患者侧卧位，膝关节半屈曲，助手固定患肢小腿部将小腿抬起。术者一手握足跗部，另一手握足跟，顺势用力牵引，并加大畸形，然后用两手拇指按压内踝下骨突起部向外，其余指握足，在维持牵引的情况下，使足极度内翻、背伸，即可复位；复位后保持踝关节外翻位石膏托固定

4~6周。

(2) 外脱位：患者取健侧卧位，患肢在上，膝关节屈曲，一助手固定患肢小腿部，将小腿抬起。术者一手持足跗部，另一手持足跟，顺势用力牵引并加大畸形，然后用两手拇指按压外下方突起部向内，其余指握足，在维持牵引的情况下使足极度外翻，即可复位。复位后保持踝关节中立位或略内翻位石膏托固定4~6周。

(3) 前脱位：患者仰卧位，膝关节屈曲，一助手双手固定患肢小腿部将小腿抬起。术者一手握踝上，另一手握足跗部，顺势用力牵引，持踝上之手提胫腓骨下端向前，足距的手使足跖屈，向后推按即可复位。复位后保持踝关节跖屈中立位石膏托固定4~6周。

(4) 后脱位：患者仰卧位，膝关节屈曲，一助手双手固定患肢小腿部将小腿抬起。另一助手一手持足跗部，另一手持足跟部，两手用力牵引。术者用力按压胫腓骨下端向后，同时牵足的助手在牵引的情况下先向前下提牵，再转向前提，并略背伸，即可复位。复位后保持踝关节背伸中立位石膏托固定4~6周。

若伤处软组织肿胀剧烈、复位失败或甚感困难者，可到上级医院予手术开放复位。

2. 药物治疗 治宜活血化瘀、舒筋活络，可用舒筋活血汤等；也可配合口服消炎镇痛药，如吲哚美辛、布洛芬等。

【预防】

1. 避免穿高跟尖底鞋在凹凸不平的道路上疾行，此为预防踝部损伤的重要措施。

2. 保持正确体位，避免不良姿势，防止急性扭伤和慢性劳损。

3. 适当地进行体力劳动或体育锻炼，加强肌肉、韧带的力量。

第 10 章
其他常见病损

一、痛风性关节炎

【概述】

痛风性关节炎是由于尿酸盐沉积在关节囊、滑囊、软骨、骨质和其他组织中而引起病损及炎性反应，其多有遗传因素，好发于 40 岁以上男性，以第一跖趾关节最为常见。痛风性关节炎属中医痹病、痛风范畴，机体正气不足，卫外不固，邪气乘虚而入，致使气血凝滞，经络痹阻，引起肢体关节疼痛。

【病因病机】

尿酸生成过多，包括原发性（即先天性尿酸代谢障碍）和继发性（即剧烈运动、高嘌呤食物摄入）。

酸排泄减少，包括肾病、药物（噻嗪类利尿药、小剂量阿司匹林、烟酸等）和酒精摄入、酸中毒等导致与肾小管分泌尿酸起竞争性抑制而出现减排。

中医学认为风、寒、湿、热之邪侵袭，内侵于肌肉、筋骨、关节之间，致使邪气留恋，或壅滞于经，或郁塞于络，以致气血凝滞，脉络痹阻而成。

【临床表现与诊断】

1. 症状与体征

(1) 急性发作期：常于夜间突然发作，首先发生于第一跖趾关节，剧痛，可于数小时内达到顶点，明显红肿、压痛、功能障碍。

(2) 间歇期：为数月或数年，随病情反复发作，间期变短，病期延长，病变关节增多，渐转成慢性关节炎。

(3) 慢性关节炎期：关节炎频繁发作，间歇期变短，关节肿胀，关节骨端破坏和增生而致畸形。

2. 辅助检查

(1) 血尿酸检查：正常嘌呤饮食状态下：男性＞ 420μmol/L，女性＞ 360μmol/L，超过此浓度时尿酸盐即可沉积在组织中，造成痛风组织学改变。

(2) X 线检查：急性发作期可见非特征性软组织肿胀，慢性期或反复发作后可见软骨缘破坏，痛风石沉积。

3. 诊断　具备以下三项中的一项就可以确诊。

(1) 关节液内细胞内有尿酸盐结晶。

(2) 痛风结节针吸或活检有尿酸盐的结晶。

(3) 具有急性痛风性关节炎诊断标准 12 项中的 6 项以上：① 1 次以上的急性关节炎发作；②炎症表现在 1 天内达到高峰；③单关节炎发作；④患病关节皮肤呈暗红色；⑤第一跖趾关节疼痛或肿胀；⑥单侧发作累及第一跖趾关节；⑦单侧发作累及跗骨关节；⑧有可疑的痛风石；⑨高尿酸血症；⑩ X 线检查示关节非对称性肿胀；⑪ X 线检查示骨皮质下囊肿不伴骨质侵蚀；⑫关节炎症发作期间关节液微生物培养阴性。

4. 鉴别诊断

(1) 类风湿关节炎：多发于青中年的女性，远端小关节有对称性的关节畸形，通过类风湿因子检查可以确诊。

(2) 假性痛风：老年人多见，膝关节最常受累，关节滑囊液检查有焦磷酸钙结晶或磷灰石，X 线检查示软骨呈线状钙化或关节旁钙化。

【治疗】

1. 西药治疗

(1) 急性痛风性关节炎：治疗药物有非甾体类消炎药（NSAIDS）、秋水仙碱、糖皮质激素。通常一般先选用 NSAIDS，若对 NSAIDS 有禁忌可选用秋水仙碱，不能使用 NSAIDS 或秋水仙碱，或多关节受累时可短期用糖皮质激素。非甾体类消炎药有双氯芬酸、布洛芬、萘普生、吲哚美辛、依托考昔、塞来昔布等。秋水仙碱开始时小量口服，用药期间应定期监测，症状缓解或出现药物不良反应时停药。糖皮质激素主要有泼尼松、甲泼尼龙等。

(2) 慢性痛风性关节炎：主要是抑制尿酸生成药、促尿酸排泄药、碱化尿液药等。抑制尿酸生成药主要有黄嘌呤氧化酶抑制药（别嘌醇）、非嘌呤类黄嘌呤氧化酶选择性抑制药（非布索坦）。促尿酸排泄药主要有苯溴马隆，碱化尿液药主要有碳酸氢钠、枸橼酸盐制剂。

2. 中药治疗　痛风属于正虚邪实、虚实夹杂之证，故临床治疗应以辨证论治为原则，注重扶正祛邪，标本兼顾。

(1) 肝肾阴虚型：治宜滋补肝肾，活血清利，方用归芍地黄汤加减。

(2) 脾肾气虚型：治宜健脾益肾，方用保元汤加味。

(3) 气阴两虚型：治宜益气养阴，方用参芪地黄汤加减。

3. 手术治疗　局部骨质破坏严重、关节僵硬和畸形、关节活动功能严重受损时，需采取手术治疗。

【预防与调理】

改变生活方式，饮食以低嘌呤食物为主，多饮水，戒烟限酒。每日饮水量保证尿量在 1500ml 以上。禁啤酒和白酒，红酒宜适量。坚持运动，控制体重。每日中等强度运动 30 分钟以上，肥胖者应减重，使体重控制在正常范围。

二、风湿性关节炎

【概述】

风湿性关节炎是一种常见的急性或慢性结缔组织炎症，可反复发作并累及心脏，临床以关节和肌肉游走性疼痛为特征。风湿性关节炎是风湿热的一种表现，多以急性发热及关节疼痛起病。

【病因病机】

风湿性关节炎与溶血性链球菌有关，而且并非链球菌直接感染所致。目前认为，风湿性关节炎与链球菌的关系属于变态反应或过敏反应。

【临床表现与诊断】

1. 症状与体征

(1) 游走性关节疼痛：即一个关节的疼痛好转后或还未明显好转，另一关节又发生疼痛，疼痛可持续 12～72 小时，最长也不过 3 周，发病部位多以大关节为主，如膝、肘、肩等关节，疼痛消退后不遗留关节强直畸形。

(2) 规律性发热：风湿出现之前会出现发热现象，用抗生素治疗无效。

(3) 雷诺病：指端遇冷或情绪变化时会发白，然后转变成紫色，最后转变成红色，并伴有麻木、疼痛，严重的皮肤溃疡。

2. 辅助检查

(1) 血常规：外周血白细胞计数升高，中性粒细胞比例明显上升。

(2) 抗链球菌溶血素"O"：血清凝集效价明显升高。

(3) 关节液：常为渗出液，白细胞计数、中性粒细胞增高，细菌培养阴性。

(4) 红细胞沉降率和 C 反应蛋白：急性期增高。

(5) 类风湿因子和抗核抗体：均为阴性。

3. 诊断　发病前 1～4 周有溶血性链球菌感染史，急性游走性大关节炎，常伴有风湿热的其他表现，如心肌炎、环形红斑、皮下结节等，血清中抗链球菌溶血素"O"凝集效价明显升高，咽拭子培养阳性和血白细胞增多等。

4. 鉴别诊断

(1) 类风湿关节炎：为多发性对称性指掌等小关节炎和脊柱炎。

(2) 痛风：痛风的发病率有明显增多的趋势，痛风早期易与类关节炎和风湿性关节炎混淆。

【治疗】

1. 西药治疗　治疗原则为早期诊断和合理、联合用药。

(1) 非甾体抗炎药：可抑制前列腺素的合成而迅速产生抗炎止痛作用，对解除疼痛有较好效果，但不能改变疾病的病程。临床上常用的有盐酸氨基葡萄糖颗粒、布洛芬、双氯酚酸、阿司匹林、吲哚美辛等。

(2) 病情改善药：多用于各种关节病，对病情有一定控制作用但起效较慢，起抗菌消炎和免疫调节的作用。常用的有金制剂、青霉胺、柳氮磺吡啶、氯喹等。

(3) 免疫抑制药：通过不同途径产生免疫抑制作用。常用的有环磷酰胺、甲氨蝶呤、金独春等。不良反应较多且较严重，但对改善疾病的预后有很大的作用。

(4) 肾上腺皮质激素（慎用）：可明显改善症状，不良反应随剂量加大及疗程延长而增加，应用时要衡量它的疗效和不良反应而慎重选用。

2. 中药治疗 代表性药方有白虎加桂枝汤合宣痹汤加减。前方以清热宣痹为主，适用于风湿热痹热象明显者；后方重在清热利湿，宣痹通络，适用于风湿热痹关节疼痛明显者。

【预防与调理】

1. 加强锻炼。病情严重时应卧床休息，病情稳定后进行适当运动，根据自身实际情况制定适合的运动项目，以此来增强身体抵抗力和免疫力，促进病情康复。

2. 避免风寒。生活中要注意保暖，避免淋雨受潮，夏季睡觉不要贪凉，少喝冷饮，冬季尤应注意保暖，外出时应该戴口罩、护膝等进行保护。

3. 劳逸结合。应做到生活规律，起居有常，保证睡眠时间和质量，不要过度劳累，做到劳逸结合，避免病情加重。

4. 保持正常心态。患者常常会出现焦虑恐慌情绪，积极的心态可以使患者免疫力处于最佳状态。

三、类风湿关节炎

【概述】

类风湿关节炎是一种累及周围关节为主的多系统性炎症性的自身免疫性疾病，其特征性症状为对称性、周围性多个关节慢性炎性病变。医圣张仲景在《金匮要略》中将类似病症命名为历节风，非常接近现代医学的描述。

【病因病机】

病因尚处于探索阶段，研究发现可能与自身免疫、遗传、感染、性激素、吸烟等因素有关，但寒冷、潮湿的环境与发病无显著相关。

【临床表现与诊断】

1. 症状与体征 临床表现个体差异较大，多为慢性起病，以对称性双手、腕、足等多关节肿痛为首发表现，常伴有晨僵，可伴有乏力、低热、肌肉酸痛、体重下降等全身症状。

(1) 晨僵：晨起时关节僵硬，多为对称性，最常见于近侧指间关节，逐渐累及多个关节。晨僵持续时间和关节炎症程度成正比。

(2) 关节疼痛、肿胀：关节疼痛往往是最早的关节症状。

(3) 关节畸形：多见于较晚期患者。

(4) 类风湿结节：为较特异的皮肤表现，质硬、无压痛、对称性分布。

2. 辅助检查

(1) 血常规检查：有轻至中度贫血。

(2) 红细胞沉降率：无特异性，为观察滑膜炎症活动性和严重性指标。

(3) C 反应蛋白：增高为本病活动性指标。

(4) 类风湿因子：见于约 70% 的患者血清，其数量与本病活动性和严重性呈比例。

(5) X 线检查：可见关节周围软组织肿胀，关节软骨破坏，间隙狭窄，关节面呈虫凿样破坏，严重者可见关节半脱位和骨性强直。

3. 诊断　有下述 7 项中 4 项者即可诊断为类风湿关节炎：①晨僵持续至少 1 小时（每天），病程至少 6 周。②有 3 个或 3 个以上关节肿胀，至少 6 周。③腕、掌指、近指关节肿胀至少 6 周。④对称性关节肿胀至少 6 周。⑤皮下结节。⑥关节 X 线改变。⑦类风湿因子阳性。

4. 鉴别诊断

(1) 强直性脊柱炎：多见于青壮年男性，以非对称性下肢大关节炎为主，极少累及手关节。

(2) 风湿性关节炎：多见于青少年，特点为四肢大关节游走性疼痛，极少出现关节畸形。

(3) 骨性关节炎：多见于 50 岁以上患者，关节疼痛不如类风湿关节炎明显，特点为运动后疼痛加重，休息后缓解。类风湿因子阴性。

【治疗】

1. 一般治疗　包括休息、关节制动（急性期）、关节功能锻炼（恢复期）、物理疗法。

2. 西药治疗

(1) 活动期：非甾体抗炎药，如吲哚美辛、双氯芬酸钠、布洛芬等，具有解热镇痛消炎的作用，对于活动期患者能够减轻炎症的症状和体征，消除关节红、肿、热、痛，改善关节功能，但无法消除产生炎症的原因。

(2) 抗风湿药物：抗风湿药物是治疗的基石，患者一经确诊应尽早开始抗风湿药物治疗，包括甲氨蝶呤、来氟米特、柳氮磺吡啶、艾拉莫德、羟氯喹等。

3. 手术治疗 经过严格规范的药物治疗后效果欠佳，且患者出现关节畸形，严重影响关节功能时，可考虑手术治疗。

4. 中医辨证治疗

(1) 行痹型：肢体关节疼痛、游走不定，屈伸不利，可伴有恶风、发热等表证，舌苔薄白或白腻，脉浮。治宜祛风除湿，通络止痛。方用防风汤加羌活、桂枝。

(2) 痛痹型：肢体关节疼痛剧烈，遇寒更甚，疼痛不游走，舌苔薄白，脉弦紧。治宜散寒止痛，祛风活络。方用乌头汤或麻桂温经汤加减。

(3) 着痹型：肢体关节疼痛重滞、肿胀、固定，手足沉重，肌肤麻木，舌苔白腻，脉濡缓。治宜除湿消肿，祛风散寒。方用薏苡仁汤加减。

(4) 热痹型：肢体关节疼痛，局部灼热红肿，得冷则舒，或发热、口渴、烦躁等，舌苔黄燥，脉滑数。治宜清热通络，疏风除湿。方用白虎汤加桂枝、连翘、黄柏、牡丹皮、忍冬藤、防己、威灵仙、赤芍。

(5) 尪痹型：病情日久，关节疼痛持续但不剧烈，关节变形、僵硬、屈伸不利，肌肉萎缩，舌质淡苔白，脉细弱。治宜补肾祛寒，通经活络。方用桂枝汤或真武汤。

【预防与调理】

1. 建议患者多吃鱼类、蔬菜、水果、橄榄油。超重肥胖者应控制膳食总量，避免体重增加，加重关节负担。

2. 食物应多样。日常饮食应尽量包含水果蔬菜、肉蛋奶制品、水产品、大豆及坚果制品，主食可选择全谷物或谷薯类主食。

3. 饥饱要适当。不应暴饮暴食，合理安排每天三餐饮食。

4. 身心放松有助于缓解疼痛。

四、烧烫伤

【概述】

烧烫伤指热力（沸水、蒸汽、火焰、炽热金属等）或间接热力作用于人体引起的局部组织或全身损伤，损伤程度与热力的温度和作用时间成正比。

【病因病机】

热力致皮肤、皮下组织、黏膜，甚至肌肉、骨骼等深层组织损伤。局部损伤包括渗出及坏死。全身损伤包括：①脱水休克；②全身感染；③营养不良；④多器官损伤。

临床可分为 3 期。①休克期：伤后 3 小时最为急剧，8 小时达高峰，持续 36～48 小时。②感染期：伤后 2～3 周，水肿回收，组织广泛溶解阶段。③修复期：Ⅰ度和浅Ⅱ度烧伤可自行修复，深Ⅱ度烧伤上皮岛状融合修复，Ⅲ度烧伤靠皮肤移植修复。

【临床表现与诊断】

1. 伤情判断　烧伤面积是指皮肤烧伤区域占全身体表面积的百分数，是判断烧伤患者严重性的依据。烧伤面积估算法主要有以下 2 种。

(1) 中国九分法：以人全身体表面积为 100%，将身体各自然部位的面积所占的百分比近似值，划分成若干个 9%。即头颈部占体表面积 9%（1×9%），单侧上肢占 9%（双上肢 2×9%），躯干（含会阴 1%）占 27%（3×9%），双下肢（含臀部）占 46%（5×9% + 1%），共为 11 × 9% + 1%= 100%（图 10-1）。

(2) 手掌法：不论年龄或性别，将患者手五指并拢，单掌面积大约为本人身体体表面积的 1%，这种方法对小面积烧伤的估计较为方便，在估计大面积烧伤时可与九分法结合应用（图 10-2）。

2. 烧伤深度

(1) Ⅰ度烧伤：伤及表皮层，皮肤红斑，轻度红肿疼痛，有不同程度的感觉过敏。1 周内（多为 4～5 天）愈合，无瘢痕。

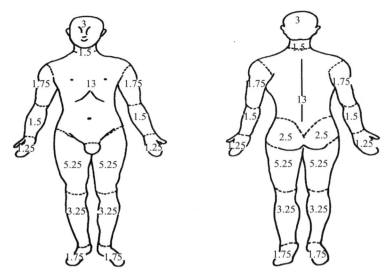

图 10-1 中国九分法

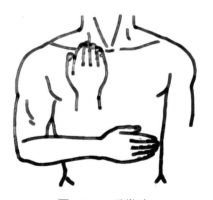

图 10-2 手掌法

(2) 浅Ⅱ度烧伤：伤及真皮浅层，感觉皮肤疼痛明显，皮肤大水疱，基底红润。2 周愈合，不留瘢痕，可能有色素改变。

(3) 深Ⅱ度烧伤：伤及真皮深层，痛觉减退，有大小不等的水疱，基底红白相间或苍白。3～5 周愈合，瘢痕明显。

(4) Ⅲ度烧伤：伤及皮肤全层甚至达到皮下、肌肉或骨骼。感觉疼痛消失、感觉迟钝，焦痂呈皮革样变，创面干燥。大部分创面需植皮愈合。

3. 烧伤严重性分度

(1) 轻度烧伤：Ⅱ度烧伤面积≤9%。

(2) 中度烧伤：Ⅱ度烧伤面积10%~29%，或Ⅲ度烧伤面积＜10%。

(3) 重度烧伤：烧伤总面积30%~49%；或Ⅲ度烧伤面积10%~19%，或Ⅱ度、Ⅲ度烧伤面积虽不到上述百分比，但已发生休克等并发症、呼吸道烧伤或有较重的复合伤。

(4) 特重烧伤：烧伤总面积≥50%；或Ⅲ度烧伤面积≥20%；或已有严重并发症。

【治疗】

1. 初期处理　保护创面，不随意涂抹药物，用冷水冲洗创面20~30分钟，再用洁净物品包裹避免污染。处理危及生命的合并伤，如呼吸道梗阻。就近送医院液体复苏，逐级后送。

立即建立有效的输液通道，详细问病查体，除外合并伤，判断伤情，实施必要的监护措施。根据伤情清创，选择创面治疗方法。防治感染，应用抗菌药，支持治疗。及时封闭创面，促进愈合。

2. 治疗原则

(1) 小面积浅表烧伤：清创、保护创面。

(2) 大面积深度烧伤：早期纠正休克，维持呼吸道通畅，早期切除坏死组织，植皮覆盖，防治多脏器功能障碍，重视形态、功能的恢复。

【预防与调理】

1. 避免直接拿取或运送盛满热水的器皿。

2. 拿取热器皿时应用隔热手套或毛巾隔热。

3. 沐浴时注意调节水温，以免烫伤。

4. 使用热水袋时盛水不应过满，检查有无破损及漏水。

中国科学技术出版社医学分社图书书目

ISBN	书名	作者	出版日期	定价（元）
978-7-5046-7359-6	朱良春精方治验实录	朱建平	2017.1	35.00
978-7-5046-8287-1	柴松岩妇科思辨经验录：精华典藏版	滕秀香	2019.5	68.00
978-7-5046-8136-2	印会河脏腑辨证带教录	徐远	2019.1	35.00
978-7-5046-8137-9	印会河理法方药带教录	徐远	2019.1	35.00
978-7-5046-7209-4	王光宇精准脉诊带教录	王光宇	2016.12	29.50
978-7-5046-8064-8	王光宇诊治癌症带教录	王光宇	2018.8	35.00
978-7-5046-8508-7	胡思荣精选病案辨析录	胡思荣	2020.1	35.00
978-7-5046-7507-1	胡思荣中医临床带教录	左明晏，许从莲	2017.5	29.50
978-7-5046-7569-9	李济仁痹证通论	李济仁，仝小林	2018.1	29.50
978-7-5046-7969-7	陈国权八法验案：经方临证要旨	陈国权	2018.5	35.00
978-7-5046-8303-8	陈国权经方临证要旨：妇科五官科男科辨治经验	陈国权	2019.8	38.00
978-7-5046-8168-3	张秀勤全息经络刮痧美容（典藏版）	张秀勤	2019.1	98.00
978-7-5046-7651-1	吴中朝师承随诊录	王兵，张宁	2018.2	29.50
978-7-5046-8818-7	马派中医传薪	马有度	2020.1	58.00
978-7-5046-8156-0	马派中医传承	马有度	2018.10	48.00
978-7-5046-9267-2	承淡安针灸师承录（典藏版）	承淡安	2022.1	38.00
978-7-5046-9266-5	承淡安子午流注针法（典藏版）	承淡安	2022.1	38.00
978-7-5046-8144-7	人体经筋解剖图谱：图解学习人体经筋解剖及筋结点	刘春山，刘菏婧	2019.1	68.00
978-7-5046-7296-4	人体经筋循行地图	刘春山，刘菏婧	2017.1	59.00
978-7-5046-7295-7	针灸经外奇穴图谱	郝金凯	2017.1	182.00
978-7-5236-0021-4	实测十四经脉挂图	郝金凯	2023.1	49.00
978-7-5046-9530-7	十四经络循行与临床主治病症	潘隆森	2024.1	80.00